2019
肝病临床思维训练营
病例合集

魏 来 侯金林 主编

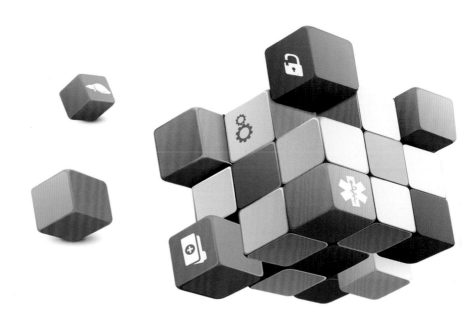

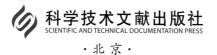

科学技术文献出版社
SCIENTIFIC AND TECHNICAL DOCUMENTATION PRESS
·北京·

图书在版编目（CIP）数据

2019肝病临床思维训练营病例合集 / 魏来，侯金林主编. —北京：科学技术文献出版社，2019.12

ISBN 978-7-5189-6192-4

Ⅰ.①2… Ⅱ.①魏… ②侯… Ⅲ.①肝疾病—诊疗—病案—分析 Ⅳ.① R575

中国版本图书馆 CIP 数据核字（2019）第 254320 号

2019肝病临床思维训练营病例合集

策划编辑：袁婴婴 责任编辑：彭 玉 陈 安 责任校对：文 浩 责任出版：张志平

出 版 者	科学技术文献出版社
地 址	北京市复兴路15号 邮编 100038
编 务 部	(010) 58882938，58882087（传真）
发 行 部	(010) 58882868，58882870（传真）
邮 购 部	(010) 58882873
官 方 网 址	www.stdp.com.cn
发 行 者	科学技术文献出版社发行 全国各地新华书店经销
印 刷 者	北京地大彩印有限公司
版 次	2019 年 12 月第 1 版 2019 年 12 月第 1 次印刷
开 本	787×1092 1/16
字 数	216千
印 张	15.25
书 号	ISBN 978-7-5189-6192-4
定 价	108.00元

编委会

主　编： 魏　来　侯金林

副主编（按姓氏拼音排序）

安纪红	窦晓光	段钟平	范学工	韩　涛	韩　英	侯晓梅	江建宁	李　军
李　武	李树臣	李太生	李玉芳	林　锋	刘景丰	陆伦根	路青华	罗新华
南月敏	任　红	尚　佳	石　荔	唐　红	王贵强	徐小元	阎　明	杨东亮
俞云松	张缭云	张岭漪	张伦理	张伦理	张素杰	张跃新	赵守松	郑桂香

编　委（按姓氏拼音排序）

安纪红	白　浪	蔡晓波	陈成伟	陈川英	陈公英	陈金军	陈淑如	陈　澍
陈晓蓓	陈新月	陈学福	陈　悦	代永安	戴　虹	董　菁	窦晓光	杜尊国
段钟平	封　波	樊万虎	范晶华	范学工	甘建和	高志良	郜玉峰	龚作炯
关玉娟	郭春霞	韩　涛	韩　英	何生松	侯凤琴	侯金林	胡　鹏	胡小宣
黄　芬	黄娇凤	黄杰安	黄利华	黄　威	黄　燕	黄玉仙	黄　缘	贾继东
江建宁	江应安	蒋龙凤	蒋忠胜	金珍婧	孔　明	雷学忠	李宝法	李光明
李　海	李　红	李　娟	李　军	李树臣	李太生	李　武	李晓鹤	李新华
李玉芳	廖柏明	林炳亮	林　锋	林　恢	林明华	林　燕	蔺淑梅	刘惠敏
刘　静	刘俊平	刘　萍	刘韬韬	刘小静	刘映霞	刘景丰	卢水华	陆伦根
路青华	罗碧芬	罗新华	吕芳芳	吕洪敏	马世武	毛小荣	南月敏	宁会彬
宁家辉	裴　宁	彭　劫	彭　鹏	皮博睿	秦金环	全　俊	饶慧瑛	任万华
任　红	尚　佳	邵凌云	盛吉芳	石　荔	苏明华	唐　红	唐　娟	万　红
汪茂荣	王贵强	王　磊	王　亮	王　茜	韦颖华	魏　来	翁亚丽	邬碧波
巫贵成	吴　超	吴东波	吴念宁	吴仕明	向慧玲	谢　青	辛永宁	熊清芳
熊　勇	徐葵花	徐小薇	徐小元	徐玉琴	阎　明	颜学兵	杨东亮	杨积明
杨永峰	易建华	易盼盼	余祖江	俞云松	张缭云	张定琳	张国强	张继明
张岭漪	张伦理	张　磐	张文宏	张　滢	张月荣	张跃新	赵　睿	赵守松
郑欢伟	郑建铭	郑　昕	周新民	朱贝迪	朱建芸	邹桂舟	邹怀宾	左维泽

学术秘书： 王国平　乔博才　陈秋宇

中国医学论坛报社
组织编写

序一

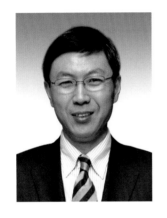

我国肝脏疾病复杂多样，患者多，病种复杂，地区间也有所不同。许多肝病无特征性影像学改变，临床诊断起来可谓困难不小。临床思维是疾病诊疗中重要的一环，其代表着临床医师能否在诊疗中将理论与实践融会贯通。因此，对于我国肝病领域的临床医师来说，如何给予患者及时、对症、有效的诊疗方案，如何提升清晰有条理的临床诊疗思维至关重要。应广大医师要求，肝病临床思维训练营已连续举办五届全国线下比赛，取得不错的反响，得到了感染病、肝病及相关领域专家同道和中青年医师的喜爱和认可。

肝病临床思维训练营以病例为依托，将临床难点和热点与病例分析紧密结合，帮助中青年大夫在接诊患者时形成清晰的诊疗思路。青年医师通过参加比赛，解析疑难病例，锻炼了临床思维，提高了临床技能。训练营从全国各地征集了多个非常有代表性的临床病例作为竞赛赛题，为全年度的赛事添上了浓墨重彩的一笔。这些精彩的肝脏疾病可分为感染性疾病（病毒感染、细菌感染、寄生虫感染等）、肿瘤性疾病（肝腺瘤、原发性肝癌等）、自身免疫性疾病（自身免疫性肝炎、原发性胆汁性胆管炎、原发性硬化性胆管炎等）、血管性疾病、中毒性疾病、代谢性疾病、遗传性疾病等，是肝病临床思维训练营广受欢迎的原因，也是临床思维的最佳体现。

为了让更多的临床医生能够从中有所获益，现将 2019 年精彩病例整理成集，希望广大肝病临床医生对临床诊疗思维的规范有进一步的了解，借鉴不同医院、不同区域的临床医生的诊疗思路，扬长避短，在今后的实际临床工作中，形成清晰、规范的诊疗思路，并应用于实际临床实践中，给予患者更加优化的治疗。

肝病临床思维训练营项目主席：魏来

在我国，肝病是常见病和多发病。近年来，我国肝脏病学进入了快速发展阶段，肝病学的学术水平有了很大提高，但我国的肝脏疾病患者有着不同的疾病特点，疑难、危重疾病较多，不同的医院有不同的流程，总体上诊疗水平与欧美发达国家相比仍存在一定差距。临床思维作为疾病诊治中至关重要的一环，能体现出临床医师在诊疗中的理论与实践融会贯通的程度。因此，一线临床医师的临床诊疗思维要在不断淬炼中成长，进行临床诊疗思路的系统化培训非常重要。

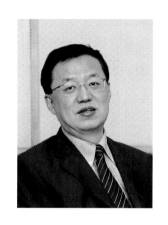

肝病临床思维训练营项目旨在通过肝病病例分析、同行间思维碰撞、专家思路点拨等多种方式，以活泼而又有竞争性的方式，模拟临床诊疗过程，展现临床医生平时工作中的思维过程。参与活动的医生通过抽丝剥茧，层层分析肝病相关疑难病例，对自己之前的认知误区及诊疗不规范之处进行反思，形成系统化的诊疗思路，提高诊疗水平，在随后的临床实践中，为患者提供更规范化的诊治。

2019 年肝病临床思维训练营第五届在全国范围内成功举办，现将在全年度的赛程中作为赛题的精彩病例也将集结成册，以回馈广大临床医师。这些优秀病例是肝病临床思维训练营成功举办的基础，凝聚了一大批临床专家的精力与心血，对于肝病领域临床医生诊疗工作的开展也很有参考价值。

最后，我们诚邀广大感染病、肝病及相关领域的专家同仁们共同学习《2019 肝病临床思维训练营病例合集》，继续关注肝病临床思维训练营！

肝病临床思维训练营项目主席：侯金林

序 三

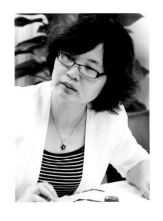

作为一名临床医生，当完成采集病史、体格检查和初步的实验室检查后，如何对这些资料进行分析？这需要我们有过硬的临床思维。现代医学先驱、卓越医学科学家、教育家、北京协和医院张孝骞院士曾指出："什么是临床思维？临床思维就是对疾病现象进行调查、分析、综合、判断和推理等一系列的思维行为，以认识疾病的本质。它既是重要的诊断方法，也适用于疾病的治疗。"

为了帮助临床肝病医生提高临床技能、完善诊疗思路，创造更多交流临床病例的机会，《中国医学论坛报》、清华大学附属北京清华长庚医院、南方医科大学肝脏疾病研究所，以及北京大学肝病研究所联合主办了"肝病临床思维训练营"项目。自 2015 年项目启动以来，至 2019 年已成功举办五届。

活动的赛题都是从全国范围内征集得来的经典病例，集合不同地区、不同医院的临床病例，青年医师在对病例抽丝剥茧的过程中进行思维碰撞及经验交流，深受广大青年医师喜爱。在主办方精心设计和规划下，活动集权威性和趣味性，参赛选手围绕临床真实案例进行层层分析与解读，展现了缜密的临床思维水平。肝病临床思维训练营病例合集，源于临床，回归临床，融汇了近百位学者临床工作的思想精粹。

本书将 2019 年赛季的精选病例结集成册，奉献给在临床一线的医疗工作者、医学生，希望能让更多的临床医生从中有所获益，更好地完成救死扶伤重任。

最后祝广大医生朋友工作顺利，不断进步！

中国医学论坛报社社长兼总编辑：侯晓梅

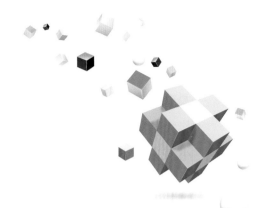

目 录

反复发热伴肝功能异常

复旦大学附属华山医院　郑建铭　杜尊国　陈　澍　邵凌云

一、病例基本信息

患者，女，34岁，主因"反复发热伴肝功能异常1年余"于2016年10月10日入院。

【现病史】患者1年多前无明确诱因下出现发热，为午后低热，37.7℃左右，可自行退热；伴恶心、呕吐，为胃内容物。查血常规：白细胞（WBC）1.39×10^9/L，血红蛋白（Hb）109 g/L，血小板（PLT）58×10^9/L。肝功能：谷丙转氨酶（ALT）64 U/L。乙肝五项：乙肝病毒表面抗原（HBsAg）（－），乙肝病毒表面抗体（HBsAb）（＋），乙肝病毒e抗原（HBeAg）（－），乙肝病毒e抗体（HBeAb）（＋），乙肝病毒核心抗体（HBcAb）（＋）；丙肝抗体（－）。心电图、全胸片未见明显异常。上腹部B超：慢性胆囊炎。骨髓涂片：增生性骨髓象。临床给予抗感染、止吐、止泻、护胃及升白细胞等对症治疗，发热、恶心、呕吐等症状缓解，血白细胞升至3.22×10^9/L。后再次出现上述类似症状，行胃镜检查未见明显异常；白细胞一直处于$(2 \sim 3) \times 10^9$/L，体温时为正常，时有低热；反复就诊于各大医院，给予埃索美拉唑护胃，多烯磷脂酰胆碱、异甘草酸镁等药物治疗；ALT波动在$114 \sim 139$ U/L，谷草转氨酶（AST）波动在$64 \sim 127$ U/L；碱性磷酸酶（ALP）、谷氨酰胺转肽酶（GGT）正常，总胆红素（TBIL）正常。2016年10月10日就诊于我院门诊，查抗核抗体（ANA）1∶100阳性，中性粒细胞胞浆抗体（p-ANCA）阳性。查肝功能

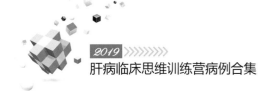

示：ALT 548 U/L，AST 538 U/L，ALP 649 U/L，GGT 182 U/L，TBIL 15.4 mmol/L，血清免疫球蛋白 G（IgG）17.8 g/L。为求进一步诊治，收住入院。患病以来，患者精神一般，胃纳不好，睡眠尚好，大小便正常，有体重明显下降，约下降 10 kg。

【既往史、个人史、家族史】无高血压、糖尿病，无病毒性肝炎病史及密切接触史，无手术、外伤、血制品输注史，无过敏史。无毒物、粉尘及放射性物质接触史，无饮酒史。无家族性遗传病史。

【入院查体】体温 37.5 ℃，脉搏 80 次 / 分，呼吸 20 次 / 分，血压 95/65 mmHg，身高 165 cm，体重 51 kg。全身皮肤巩膜无明显黄染，浅表淋巴结未触及肿大，未见肝掌及蜘蛛痣，颈静脉无怒张，气管居中，甲状腺无肿大；胸廓对称无畸形，胸骨无压痛，心率 80 次 / 分，心律齐，双肺呼吸音清晰，未闻及干、湿性啰音。腹软，无压痛，无肌紧张及反跳痛，肝肋下 2 指，脾肋下 6 指，肝肾区无叩击痛，移动性浊音（－），肠鸣音 4 次 / 分，双下肢无水肿。

【辅助检查】血常规：白细胞计数 1.95×10^9/L ↓，红细胞计数 3.81×10^{12}/L，血红蛋白 105 g/L ↓，红细胞压积 32.3% ↓，血小板计数 129×10^9/L，中性粒细胞 13/20，淋巴细胞 4/20，单核细胞 3/20。肝肾功能：ALT 762 U/L ↑，AST 728 U/L ↑，总胆红素 16 μmol/L，结合胆红素 10 μmol/L ↑，总胆汁酸 17 μmol/L ↑，ALP 640 U/L ↑，GGT 157 U/L ↑，总蛋白 69 g/L，白蛋白 33 g/L ↓，球蛋白 36 g/L，白蛋白和球蛋白比例 0.92 ↓，前白蛋白 74 mg/L ↓，尿素氮 4 mmol/L，肌酐 44 μmol/L，尿酸 0.194 mmol/L。血乳酸：1.14 mmol/L。铁蛋白 915.6 ng/ml ↑，未饱和转铁蛋白铁结合力 50.6 μmol/L，总铁结合力 57.4 μmol/L，血清铁 6.8 μmol/L，铁饱和度 12% ↓。血清免疫球蛋白 G 14.3 g/L。凝血功能：国际标准化比率 1.12，凝血酶原时间 12.7 秒，部分凝血活酶时间 41.1 秒 ↑，纤维蛋白原定量 1.78 g/L ↓。

二、临床讨论

第一次临床讨论：入院初步考虑？鉴别诊断及进一步处理？

【入院诊断】发热伴肝功能异常待查。

【病例特点】患者为年轻女性，发热伴肝功能异常，血白细胞减少，球蛋白升高，ANA 1∶100 阳性，p-ANCA 阳性，提示结缔组织病可能，如系统性红斑狼疮（SLE）或者自身免疫性肝炎（AIH）。

由于患者除了肝脏和血液系统，无其他系统累及的明显表现，SLE 特征性的自身抗体阴性，因此，SLE 的诊断依据不足。AIH 诊断的确立必须行肝穿刺。

【入院后完善检查】行肝穿刺然后出院等待病理报告，1 周后肝脏病理回报：CH-G4 S3（Ishak F4），IAIHG-SS 5/5（注：美国肝脏病理学会自身免疫性肝炎评分标准），轻度脂肪肝（图 1-1）。

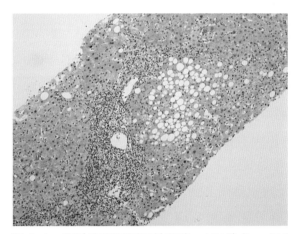

图 1-1　肝脏病理见界面性肝炎，HE 染色 ×100

按美国肝病学会 AIH 评分为 17 分，可确诊为 AIH（表 1-1）。

表 1-1　患者初次的 AIH 评分结果

项目	因素	评分	患者评分	项目	因素	评分	患者评分
性别	女性	+2	+2	AMA	阳性	-4	
ALP/AST	＞3	-2		病毒标志物	阳性	-3	
	＜1.5	+2	+2		阴性	+3	+3

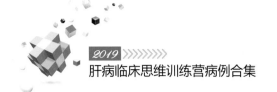

续表

项目	因素	评分	患者评分	项目	因素	评分	患者评分
IgG	> 2	+3		肝毒性药物	是	-4	
	1.5 ~ 2	+2			否	+1	
	1 ~ 1.5	+1		酒精	< 25 g/d	+2	+2
	< 1	0			> 60 g/d	-2	
ANA	> 1 : 80	+3	+3	合并自身免疫疾病	非肝脏系统免疫疾病	+2	
	1 : 80	+2		其他自身抗体	Anti-SLA 等	+2	
	1 : 40	+1		病理		+5	+5
	< 1 : 40	0		总分			17

肝脏病理提示 AIH，且患者存在发热，遂于 11 月 3 日再次入院治疗，入院时体温 40℃。复查血常规：白细胞计数 $1.28 \times 10^9/L \downarrow$，血红蛋白 101 g/L $\downarrow$，中性粒细胞 70.3%，淋巴细胞 19.5% $\downarrow$，单核细胞 10.2% $\uparrow$，血小板计数 $90 \times 10^9/L \downarrow$。上次住院查 Epstein-Barr 病毒 DNA（EBV DNA）回报：2.16×10^6 copies/L。

进一步查 EB 病毒衣壳抗体 IgA 阴性，EB 病毒衣壳抗体 IgM 阴性，EB 病毒衣壳抗体 IgG 阳性，铁蛋白 1302 ng/ml $\uparrow$，乳酸脱氢酶 596 U/L $\uparrow$，免疫固定电泳未见异常，肝抗原抗体谱（－），抗线粒体抗体（－）。

将肝脏病理切片加做 EB 病毒编码的小 RNA（Epstein-Barr virus-encoded RNA，EBER）原位杂交阳性（图 1-2）。

AIH 的诊断能否成立？ AIH 重新评分，不足 15 分，不足以诊断 AIH（表 1-2）。进一步行骨髓涂片示偶见噬血细胞（0.5%）。PET-CT 检查提示：脾大，右侧腋窝、肠系膜及腹膜后多发淋巴结，伴 FDG 代谢增高，考虑血液系统肿瘤不除外。

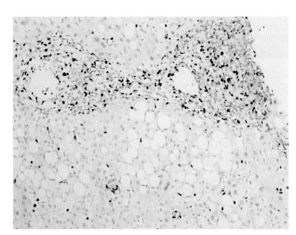

图 1-2 肝脏病理见 EBER 阳性，棕色的是 EBER 阳性，EBER 染色 ×200

表 1-2 患者再次的 AIH 评分结果

项目	因素	评分	患者评分	项目	因素	评分	患者评分
性别	女性	+2	+2	AMA	阳性	-4	
ALP/AST	＞3	-2		病毒标志物	阳性	-3	-3
	＜1.5	+2	+2		阴性	+3	
IgG	＞2	+3		肝毒性药物	是	-4	
	1.5～2	+2			否	+1	
	1～1.5	+1		酒精	＜25 g/d	+2	+2
	＜1	0			＞60 g/d	-2	
ANA	＞1∶80	+3	+3	合并自身免疫疾病	非肝脏系统免疫疾病	+2	
	1∶80	+2		其他自身抗体	Anti-SLA 等	+2	
	1∶40	+1		病理		+5	+5
	＜1∶40	0		总分			11

第二次临床讨论：最可能的诊断及鉴别诊断？进一步处理？

患者究竟是 EBV 肝炎？还是慢性活动性 EB 病毒感染（CAEBV）？根据美国国立卫生研究院（NIH）采用的 CAEBV 诊断标准，患者符合 CAEBV 的诊断（表 1-3）。

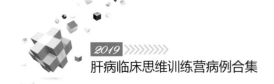

表 1-3　CAEBV 的诊断标准

评价项目	评价标准
持续 6 个月以上的相关临床及血清学表现	① 从 EBV 原发感染开始症状一直持续；② EBV 抗体滴度异常（VCA-IgG ≥ 1∶5120，EA 抗体 ≥ 1∶640 或 EBNA<1∶2）
主要脏器受损的组织学标志	①淋巴结炎；②噬血现象；③脑膜脑炎；④持续性肝炎；⑤脾大；⑥间质性肺炎；⑦骨髓增生不良；⑧视网膜炎
EB 病毒检测阳性	①受损组织中 EBV 的 DNA、RNA 或抗原检测阳性；②外周血中 EBV DNA 检测阳性
满足上述每一项中至少 1 条并排除任何免疫缺陷包括 HIV 感染即可诊断	

　　考虑患者存在发热、肝脾大、血细胞两系以上降低、甘油三酯升高、纤维蛋白原降低、铁蛋白升高等，虽然骨髓噬血细胞比例不足 2%，考虑噬血细胞综合征可能。查体及 PET-CT 未发现浅表淋巴结异常，在血小板减少的情况下行后腹膜淋巴结活检有困难。因此，11 月 5 日给予丙种球蛋白 20 g（每日 1 次，连用 3 天）、甲泼尼龙 40 mg（每日 1 次）治疗，患者体温恢复正常（图 1-3）。

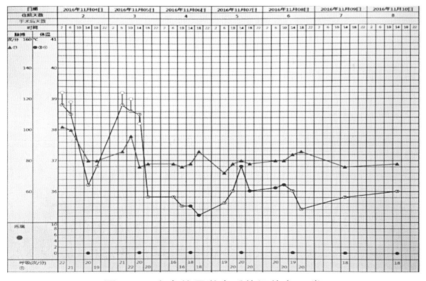

图 1-3　患者使用激素后体温恢复正常

患者用激素治疗后，血小板仍然偏低。血小板低下的可能原因？进一步处理？

至 11 月 17 日复查血小板降至 $65×10^9/L$，18 日将甲泼尼龙改为地塞米松 15 mg（每日 1 次）静脉治疗。19 日患者出现发热及多次便血，每次 $200～300$ ml 不等，予以禁食、止血、补液治疗，加用亚胺培南抗感染治疗，后病情好转，体温恢复正常，至 22 日复查粪常规 + 隐血正常。

11 月 25 日患者再次出现发热，发热可能原因：①原发疾病活动期；②耐药细菌感染或肠球菌感染；③发生二重感染、真菌感染（图 1-4）。

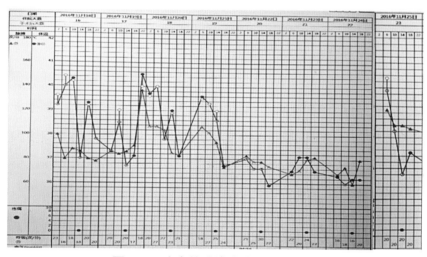

图 1-4　患者抗感染治疗后再次发热

患者住院期间动态随访真菌 G 试验（血浆 1-3-B-D 葡聚糖），11 月 4 日查结果为 22.73 pg/ml，11 月 21 日结果为 52.08 pg/ml，11 月 25 日结果 < 10 pg/ml。11 月 25 日经验性予以伊曲康唑治疗，体温恢复正常。

11 月 29 日血小板计数降至 $40×10^9/L$。血小板低下可能原因：①噬血细胞综合征；②脾功能亢进；③其他原因。11 月 29 日血小板计数降至 $40×10^9/L$，予以依托泊苷 225 mg 静脉点滴治疗，后血常规和症状好转。患者用激素治疗后，查体发现脾脏仍有肋下 6 指，未缩小。下一步治疗：建议行脾脏切除手术，既是治疗又是诊断。既可以缓解由脾大、脾功能亢进引起的血小板减

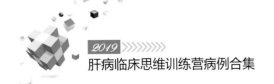

少，又可能有新的发现。

患者 12 月 5 日出院至外院行脾脏切除手术。术后病理示 CD2（＋），CD3（＋），CD7（＋），CD56（＋），CD43（＋），Ki-67（60%，＋），TiA（＋），GrB（＋），perforin（＋），CD20（－），CD79a（－），CD4（＋），其他 CD8（＋），F8（＋），Gly（－），CD61（＋），MPO（＋），CD21（－），CD23（－），ALK（－），CD30（－），TDT（－），CyclinD1（－）。EBER 原位杂交阳性。脾脏切除病理诊断：NK/T 细胞淋巴瘤。

【最终诊断】① CAEBV；② NK/T 细胞淋巴瘤。

【治疗】后在外院血液科继续化疗，并在血液科定期随访。

三、诊疗体会

肝功能异常除了考虑常见的嗜肝病毒感染，还需注意非嗜肝病毒感染，如 EBV、CMV 感染。急性 EB 病毒感染又称为传染性单核细胞增多症，是一种单核 – 巨噬细胞系统增生性疾病，多为急性、自限性疾病，以不规则发热、淋巴结肿大、咽痛、周围血液单核细胞增多、出现异形淋巴细胞为主要表现，预后良好。个别情况下，症状持续或退而复现，并伴严重的血液系统疾病或间质性肺炎、视网膜炎等严重并发症，称为慢性活动性 EB 病毒感染。CAEBV 的诊断标准并不统一，目前美国 NIH 采用的诊断标准见表 1-3。如组织病理 EBER 阳性，应考虑 CAEBV。EBV 具有特殊性，其为致肿瘤病毒，CAEBV 与淋巴瘤发生密切相关，需注意排查淋巴瘤。CAEBV 可合并噬血细胞综合征、淋巴瘤等淋巴细胞增生性疾病，这些疾病可以互相转化、互为因果或并列存在，预后凶险。CAEBV 目前尚无有效的治疗方案，阿昔洛韦、干扰素等抗病毒治疗疗效并不确切，合并噬血细胞综合征按噬血细胞综合征化疗，合并淋巴瘤或白血病按相应疾病化疗。近年来报道造血干细胞移植可有效抑制病毒载量，可能是治疗 CAEBV 的有效措施。特别是 NK/T 细胞型 CAEBV，是发生 EB 病毒相关 T 细胞 /NK 细胞淋巴瘤的基础条件，虽然包含左旋门冬酰胺酶的化疗方案能有效治疗淋巴瘤，但是只有异基因造血细胞移植治疗才能清除 EBV 感染细胞。

自身免疫性疾病的诊断往往遵循分类诊断标准,在诊断确立,并出现与诊断疾病不符合的症状时,应重新考虑原先的诊断是否正确,是否合并其他疾病。自身免疫性疾病还需要注意是原发性的还是继发性的,对于临床表现不典型、治疗反应欠佳的患者应警惕恶性肿瘤,尤其是血液系统肿瘤,即使病程较长,也不应轻易除外恶性肿瘤。对于不明原因发热伴脾大的患者,谨慎排除其他疾病后行脾切除协助明确诊断有一定的临床意义。

反复皮肤瘙痒、肝功能异常查因

中山大学附属第三医院　朱建芸　高志良

一、病例基本信息

患者，女，18岁，大学生，主因"反复皮肤瘙痒、肝功能异常10余年"于2017年1月16日入院。

【现病史】患者自幼（约半岁）皮肤瘙痒，伴色素沉着，四肢伸侧、颈部皮损呈苔藓样变，曾于皮肤科诊治，考虑"异位性皮炎"，予以"转移因子、丙种球蛋白、卡介菌多糖核酸注射液"治疗，短期服用"维A酸"，无好转。期间多次检查提示转氨酶升高，未予以特殊治疗。患者于2005年（7岁）出现乏力，无纳差、厌油，无尿黄、身目黄染，无畏寒、发热，无腹痛、腹泻，无排白陶土样大便。当年转诊于广州市多家三甲医院，查肝功能：谷丙转氨酶（ALT）242 U/L，谷草转氨酶（AST）111 U/L，碱性磷酸酶（ALP）774 U/L，谷氨酰转肽酶（GGT）244 U/L，总胆红素（TBIL）25.1 μmol/L；嗜肝病毒标志物、自身免疫性肝炎抗体未见异常；铜蓝蛋白、24小时尿铜、血清铜正常；血糖、尿糖、肾功能、肌酶、碳酸氢根正常；血、尿质谱分析未见异常氨基酸代谢产物；彩超提示肝无明显增大或缩小，实质回声均匀，脾稍大。并于2005年7月28日行肝穿刺活检术，病理结果为慢性肝炎（G1S0），病因未明。患者出院后长期口服"曲匹布通、熊去氧胆酸、联苯双酯、复方甘草酸苷"治疗，自觉皮肤瘙痒及角化较前好转，2008年复查肝功能：ALT

52 U/L，AST 107 U/L，ALP 494 U/L，GGT 144 U/L，TBIL 9.6 μmol/L，总胆汁酸（TBA）67.3 μmol/L。其后多次复查肝功能均有所好转。现为进一步明确病因入院。

【既往史、个人史、月经史、家族史】无病毒性肝炎病史及其密切接触史，无手术、外伤、血制品输注史，无过敏史。1998 年出生，41^{+5} 周剖宫产，宫内窘迫，曾因"新生儿黄疸"住院治疗 10 天。13 岁月经来潮，智力正常。父母健在，无不明原因肝病、肝硬化、肝癌家族史。

【入院查体】身高 142 cm，体重 41 kg。皮肤稍粗糙，无皮疹，无黄疸。浅表淋巴结未扪及。眼距稍增宽。甲状腺无肿大。双肺呼吸音清，未闻及干、湿性啰音。心律齐，主动脉瓣听诊区可闻及 2/6 级收缩期柔和吹风样杂音。腹部平软，肝、脾肋下未触及。神经系统查体无特殊。

二、临床讨论

第一次临床讨论：本例患者以反复皮肤瘙痒为主要表现，化验提示肝功能异常（以碱性磷酸酶、谷氨酰转肽酶升高为显），其病因是什么？需要进行什么检查协助明确诊断？

【病例特点】①婴幼儿时期发病，慢性病程；②以皮肤瘙痒为主要临床表现，身材矮小；③肝功能异常（以碱性磷酸酶、谷氨酰转肽酶、总胆汁酸升高为显，转氨酶轻度升高），10 余年来病情无明显进展恶化；④B 超提示肝脏无增大，无占位，无肝外梗阻表现。

【入院诊断】肝内胆汁淤积原因待查。

患者皮肤瘙痒，碱性磷酸酶（ALP）超过 1.5 倍，ULN 且谷胺酰转肽酶（GGT）超过 3 倍，ULN 提示诊断胆汁淤积性肝病。B 超未见肝内外胆管扩张，提示为肝内胆汁淤积。

胆汁淤积性肝病的病因分类：①继发性，如病毒性肝炎、药物或胃肠外营养、败血症、酒精性或非酒精性脂肪性肝炎、胆石病、缺血性胆管病（遗传性出血性毛细血管扩张症、结节性多动脉炎和其他类型的脉管炎）、与获得性免疫缺陷综合征（AIDS）和其他类型的免疫抑制相关的感染性胆管炎；

②免疫性，如原发性胆汁性胆管炎（PBC）、原发性硬化性胆管炎（PSC）、PBC 和 PSC 合并自身免疫性肝炎（AIH）的重叠综合征、IgG4 相关性胆管炎、移植物抗宿主病；③浸润性，如造血系统疾病、转移癌、淀粉样变性、肉芽肿性肝炎和其他肉芽肿病、贮积性疾病、副瘤综合征（霍奇金淋巴瘤、肾癌）、结节再生性增生；④遗传代谢性，如肝豆状核变性（Wilson 病）、血色病、卟啉病、α_1- 抗胰蛋白酶缺乏症、进行性家族性肝内胆汁淤积症（PFIC）、良性再发性肝内胆汁淤积症（BRIC）、妊娠期肝内胆汁淤积（ICP）、囊性纤维相关肝病（先天性肝纤维化、Caroli 病等）、Dubin–Johnson 综合征、胆固醇和糖代谢障碍，以及其他罕见病：Alagille 综合征、Citrin 缺陷引起的新生儿肝内胆汁淤积症（NICCD）、各种胆汁酸合成缺陷病及线粒体肝病、胆道闭锁、低磷脂胆汁淤积综合征等。

患者婴幼儿时期发病，其肝内胆汁淤积的病因尤其需要关注遗传代谢性疾病。除常规检查外，可再次行肝活检了解病变程度，并行遗传代谢性肝病相关基因检测。

【入院后完善检查】

（1）生化：ALT 20 U/L，AST 40 U/L，白蛋白（ALB）45.7 g/L，TBIL 18.3 μmol/L，GGT 132 U/L↑，ALP 168 U/L↑，TBA 44.6 μmol/L↑，总胆固醇（CHOL）6.6 mmol/L。

（2）凝血功能：正常。

（3）血常规：正常。

（4）病毒学：乙肝病毒表面抗原（HBsAg）、丙肝病毒抗体（抗 -HCV）、甲肝病毒抗体（抗 -HAV IgM）、戊肝病毒抗体（抗 -HEV IgM）、EB 病毒抗体（抗 -EBV IgM）均阴性。

（5）铜、铁代谢：正常。

（6）甲状腺功能：甲状腺过氧化物酶抗体（TPOAb）＞ 1300 U/ml↑，甲状腺球蛋白抗体（TGAb）＞ 500 U/ml↑，T_3、T_4、FT_3、FT_4 正常，促甲状腺素（TSH）85.632 μIU/ml↑。

（7）皮质醇和促肾上腺皮质激素节律、水平正常。

（8）自身抗体：抗核抗体（ANA）、线粒体抗体（AMA）、抗平滑肌抗体（ASMA）等均无异常。

（9）体液免疫：免疫球蛋白 G（IgG）、免疫球蛋白 A（IgA）、补体 C_3、C_4 均正常；免疫球蛋白 M（IgM）2.54 g/L ↑。

（10）肝胆胰脾 + 子宫附件 + 泌尿系彩超：肝脏实质回声均匀，肝脏无明显缩小或增大，肝内未见明显占位病变；脾大临界点（厚 36 mm，长 107 mm，脾门静脉内径 7 mm）；余未见异常。

（11）心脏彩超：未见异常。

（12）上腹部 MR 平扫 + 增强 +MRCP：肝 S6 动脉期强化灶，考虑异常灌注可能，MRCP 未见异常。

（13）X 线片：T_6、T_7、T_9 及 T_{11} 椎体发育不良（蝴蝶椎）（图 2-1）。

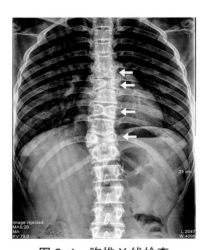

图 2-1　胸椎 X 线检查

（14）肝组织病理（图 2-2，图 2-3）：肝小叶结构保存，肝细胞轻度水样变性；部分肝窦稍扩张，未见明显点状坏死，肝细胞内毛细胆管未见明显淤胆；门管区未见明显扩大，极少许淋巴细胞浸润，纤维组织未见明显增生，小胆管消失，未见碎片坏死及桥接坏死；免疫组化见 HBsAg（－），HBcAg（－）；CK7、CK19（显示小胆管消失）；特殊染色结果示网状纤维及 Masson 染色示纤维组织未见明显增生；d-PAS（－）。

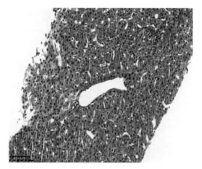

图 2-2　肝组织 HE 染色

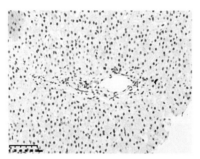

图 2-3　肝组织 CK19 免疫组化

（15）基因检测结果（表 2-1，图 2-4）：*JAG1* 基因自发突变。

表 2-1　基因检测

基因	染色体位置	转录本编号	外显子	核苷酸变化	氨基酸变化	纯合/杂合	正常人中频率	致病性分析	遗传方式	疾病/表现	变异来源
ABCB4	chr7-87082273[1]	NM_018849	exon6	c.523A>G	p.T175A	het	0.0064	uncertain	1.AR 2.AD，AR 3.AD，AR	1. 进行性家族性肝内胆汁淤积症 3 型； 2. 孕期肝内胆汁淤积症 3 型； 3. 胆囊病 1 型	母亲
BLVRA	chr7-43846772	NM_001253823	exon9	c.829C>T	p.R277C	het	0.0004	likely_pathogenic	AD，AR	高胆绿素血症	自发突变
FGA	chr4-155507382[2]	NM_000508	exon5	c.1199C>T	p.S400F	het	0.0036	likely_pathogenic	1.AR 2.AD，AR 3.AD，AR 4.AD	1. 先天性纤维蛋白原缺乏血症； 2. 先天性异常纤维蛋白原血症； 3. 先天性异常纤维蛋白原血症； 4. 家族性内脏淀粉样病变	母亲
JAG1	chr20-10629279-10629281[3]	NM_000214	exon12	c.1485_1486del	p.C496Ffs*9	het	—	pathogenic	1.AD 2.AD	1.Alagille 综合征 1 型； 2. 法洛四联症	自发突变

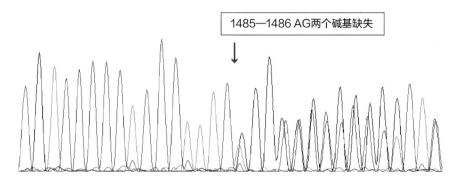

图2-4 基因检测

第二次临床讨论：患者的最终诊断是什么？采取什么治疗方案？

在正常情况下每个汇管区胆管比率为 0.9 ～ 1.8，如观察 10 个以上汇管区，每个汇管区的胆管比例小于 0.5，则提示胆管消失综合征。其临床表现为胆汁淤积，如皮肤瘙痒、高脂血症、脂溶性维生素缺乏等。胆管消失综合征在成人中常见于药物性肝损伤、移植物抗宿主病、霍奇金淋巴瘤、AIDS 合并感染性胆管炎、结节病等，在儿童常见于 CMV 感染、Alagille 综合征、α_1- 抗胰蛋白酶缺乏症、PFIC 1 型和 2 型等。

患者肝组织活检提示肝内小叶间胆管缺如，结合其临床表现（慢性胆汁淤积症、骨骼异常、眼距稍增宽），*JAG1* 基因变异，诊断明确，为 Alagille 综合征。

【最终诊断】① Alagille 综合征；②亚临床型甲状腺功能减退。

【治疗】患者本次主要为明确诊断入院，出院后继续口服曲匹布通、熊去氧胆酸、联苯双酯、复方甘草酸苷，定期复查肝功能，病情稳定。

三、诊疗体会

Alagille 综合征在 1969 年由 Alagille 等人首次报道，国外报道发病率约为 1/70 000，为常染色体显性遗传。国内近年开始关注该病，是儿童慢性胆汁淤积的重要原因之一。Alagille 综合征的致病基因为 *JAG1*（约占 94%）和 *NOTCH2* 基因，通过影响 NOTCH 信号通路，从而影响细胞的分化、增生和凋亡，引起相应组织或器官的发育缺陷。携带同一突变的个体间表型差异可很大。

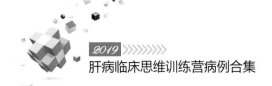
Alagille 综合征具有五大临床特征：①慢性胆汁淤积症，如黄疸、瘙痒、肝脾大、高脂血症、凝血功能障碍（继发于维生素 K 缺乏）；②心脏疾病，以周围性肺动脉狭窄最常见；③骨骼异常，如蝶状椎骨；④眼睛异常，如角膜后胚胎环；⑤特征性面容，如前额突出、眼球深陷伴眼距中度增宽、尖下颌、鞍鼻。其中第 2～4 条为肝外表现。

Alagille 综合征诊断标准，符合以下三个条件者均可诊断：①肝组织活检示肝内小叶间胆管减少或缺如，并具有五大临床特征中的 3 个；②有 *JAG1/NOTCH2* 基因突变或家族史，并具有五大临床特征中的 1 个；③无肝组织活检及基因检测，但具有五大临床特征中的 4 个。

通过对该例患者的诊治及文献学习，我们认识到儿童慢性胆汁淤积症、遗传代谢性肝病应为其鉴别重点，需重视肝外表现的提示作用，Alagille 综合征为少见疾病，临床医生要提高其诊断准确性，关键在于提高对该病的认识。

黄疸原因待查

复旦大学附属华山医院　朱贝迪　张继明

一、病例基本信息

患者，男，15 岁，江西省吉安市人，主因"尿黄伴皮肤变黄 1 月余"于 2018 年 10 月 25 日入院。

【现病史】患者于 2018 年 9 月起小便呈浓茶水样改变，无明显不适，未予以重视，后全身皮肤逐渐变黄，无陶土样大便，无皮疹或瘙痒。于 2018 年 9 月 18 日上午患者无明显诱因突发右上腹痛，不伴恶心呕吐、腹胀腹泻、胸背部疼痛、咳嗽咳痰、头晕头痛等其他不适症状，体温正常，腹痛持续约半小时后好转。就诊于当地医院，腹部 B 超提示肝硬化伴胆囊炎，予以中药汤剂 4 剂口服、护肝降酶治疗后黄疸未见好转。以"肝硬化，黄疸待查"转至上级医院，2018 年 10 月 2 日查血常规：血小板（PLT）90×10^9/L，淋巴细胞绝对值（LYM）0.99×10^9/L。生化检查：谷丙转氨酶（ALT）65 U/L，谷草转氨酶（AST）82 U/L，总胆红素（TBIL）114 μmol/L，直接胆红素（DBIL）75.3 μmol/L，总胆汁酸（TBA）98 μmol/L，白蛋白（ALB）37.1 g/L，碱性磷酸酶（ALP）383 U/L，谷氨酰转肽酶（GGT）215 U/L，血尿淀粉酶在正常范围内，铜蓝蛋白 202 mg/L；乙肝病毒荧光定量阴性；自身免疫性肝病指标未见明显异常。10 月 4 日 MRCP 提示：肝硬化伴再生结节形成，脾大，胆囊炎。10 月 6 日复查生化常规：ALT 72 U/L，AST 95 U/L，TBIL 120.4 μmol/L，DBIL 97.5 μmol/L，TBA 97 μmol/L，ALB 36.7 g/L，ALP 370 U/L，GGT 198 U/L，给予复方甘草酸苷降酶、熊去氧胆酸胶囊退黄治疗，患者肝功能和黄疸无明显

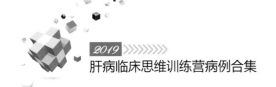

好转，门诊以"黄疸原因待查"收住入院。

【既往史、个人史、家族史】无高血压、糖尿病、冠心病，无病毒性肝炎病史及其密切接触史，无结核病史及其密切接触史，无手术、外伤、血制品输注史，无过敏史。久居原籍，无毒物、粉尘及放射性物质接触史，发病初曾服用中药汤剂 4 剂（具体成分不详），无吸烟、饮酒史。足月顺产，哺乳喂养史、生长发育史无特殊。患者外祖父母为近亲结婚，有一 3 岁的弟弟，其生长发育未见异常。无家族性遗传病、肿瘤病史。

【入院查体】体温 36.5 ℃，脉搏 78 次 / 分，呼吸 20 次 / 分，血压 115/82 mmHg，身高 165 cm，体重 55 kg。神志清，全身皮肤、黏膜中度黄染，巩膜中度黄染，未见皮疹或出血点，未见肝掌、蜘蛛痣，未触及浅表淋巴结肿大。腹平软，全腹无压痛，无肌紧张及反跳痛，肝肋缘下未触及，脾肋下 1 指，肝肾区无叩击痛，Murphy 征阴性，移动性浊音阴性。心肺、神经系统、脊柱四肢查体无特殊。

【入院后检查】

（1）血常规：WBC 3.1×10^9/L，RBC 3.77×10^{12}/L，Hb 111 g/L，NEU% 58.1%，LYM% 25.8%，EO% 5.4%，NEU 1.8×10^9/L，LYM 0.8×10^9/L，EO 0.16×10^9/L，PLT 66×10^9/L。

（2）尿常规：尿胆红素 1＋。粪常规：红细胞（－），白细胞（－），OB（－）。

（3）淋巴细胞群：17.58%，CD3+ 67.21%，CD4+ 36.18%，CD8+ 25.76%，NK+ 11.49%，CD19+ 21.01%，CD4/CD8 1.4，CD5+ 69.56%，CD20+ 21.27%。

（4）输血前相容性检查：O 型，RH 阳性。抗体筛选：阴性。直接抗球蛋白：阴性。

（5）生化检查：ALT 108 U/L，AST 146 U/L，TBA 100 μmol/L，TBIL 243.7 μmol/L，DBIL 185.7 μmol/L，ALP 395 U/L，GGT 208 U/L，ALB 41 g/L，前白蛋白（pre-ALB）53 mg/L，球蛋白（GLB）34 g/L，血氨（BA）29 μmol/L，胆碱酯酶（CHE）3082 U/L，肌酸激酶（CK）101 U/L，乳酸脱氢酶（LDH）227 U/L，α-羟丁酸脱氢酶（α-HBDH）152 U/L，尿素氮（BUN）3.3 mmol/L，肌酐（Scr）46 μmol/L，

尿酸（UA）0.22 mmol/L。血糖、电解质正常。

（6）凝血功能：凝血酶原时间（PT）13.8 秒，国际标准化比值（INR）1.22，余正常。

（7）心肌标志物：肌钙蛋白 T 0 ng/ml，肌红蛋白 21.5 ng/ml，CK-MB mass 0.93 ng/ml，NT-pro BNP 112.2 pg/mL。

（8）感染学：降钙素原（PCT）0.59 ng/ml，铁蛋白（FERR）242.7 ng/ml，C 反应蛋白（CRP）7.51 mg/L，血沉（ESR）5 mm/h。

二、临床讨论

第一次临床讨论：该例患者青少年时期发病，以亚急性黄疸为主，曾有腹痛发作。化验提示胆红素、TBA、GGT 明显升高，转氨酶轻中度升高（2～3 ULN），影像学示肝硬化、脾大表现。考虑引起患者"胆汁淤积、肝硬化"的病因有哪些？需完善的检查？

【入院诊断】胆汁淤积性肝炎伴肝硬化原因待查。

【病例特点】结合患者病例特点，我们以青少年胆汁淤积的病因诊断为切入点。需重点鉴别梗阻性黄疸、非梗阻性胆汁淤积、自身免疫性肝胆管疾病、较为少见的遗传性肝病等。

1. 梗阻性黄疸：幼儿常见先天性胆道闭锁、胆管囊肿，其他常见的包括胆石症、胆泥胆栓形成、肿瘤或寄生虫、原发性硬化性胆管炎等胆道梗阻性疾病。该患者青少年发病，外院腹部 B 超、MRCP 表现不符合该诊断。

2. 非梗阻性胆汁淤积：①感染：细菌、原虫和病毒感染可导致胆汁淤积。细菌和寄生虫见于革兰阴性肠杆菌、梅毒、李斯特菌、弓形虫等，嗜肝病毒、疱疹病毒、风疹、HBV、HCV、肠道病毒等，败血症、尿路感染等也可引起胆汁淤积，细菌感染也可导致接受肠外营养的婴儿出现胆汁淤积。②其他：药物、酒精、脂肪肝、低灌注状态、副肿瘤综合征、全胃肠外营养均可引起相关的胆汁淤积。该患者无感染表现及异常指标，可进一步完善病原学检验；患者发病初期有口服中药汤剂史，药物引起的胆汁淤积性肝炎不能排除，拟进一步排除其他病因再行评估，必要时行肝穿刺活检。

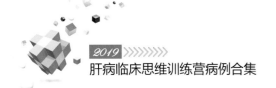

3. 自身免疫性肝胆管疾病：包括自身免疫性肝炎（AIH）、原发性胆汁性胆管炎（PBC）、原发性硬化性胆管炎（PSC），常表现为反复的轻中度 ALT、AST、IgG 等指标升高，ANA、AMA、SMA 等自身抗体多阳性，男性患病多见于 PSC，肝脏组织学存在相应的特征性表现。患者为青少年男性，拟完善自身免疫抗体、免疫球蛋白，有必要行肝穿刺活检加以鉴别。

4. 遗传性肝病

（1）先天性胆红素代谢异常：系由于肝细胞对胆红素的摄取、结合与排泄有障碍导致的黄疸，具有家族遗传性，好发于儿童与青少年。Dubin-Johnson 综合征、Rotor 综合征以结合胆红素升高为主，前者因毛细胆管对有机阴离子排泄功能存在障碍（MRP2 基因突变），后者由于肝脏存储胆红素功能缺陷（遗传学基础尚未明确），两者临床表现多为轻度黄疸，偶见肝脾大、腹部隐痛等表现，其他肝功能指标（ALT、AST、ALP、GGT、PT、ALB）多正常，属于良性疾病，通过尿液粪卟啉分型和总量测定可加以诊断和鉴别。该患者以亚急性结合胆红素明显升高为主，同时存在肝酶升高和 GGT、TBA 明显升高的淤胆表现。必要时完善尿液粪卟啉测定、相关基因检测。

（2）家族性肝细胞性胆汁淤积：该组疾病表现为黄疸、瘙痒、生长障碍、脂溶性维生素缺乏、慢性肝病进展如肝硬化、肝衰竭，多在婴幼儿和儿童时期起病，部分可晚至成人，不同分型引起的胆汁淤积和肝病进展有所不同。该患者青少年起病，存在家族近亲结婚的情况，具有肝细胞受损、胆汁淤积、肝硬化的特点，可完善肝穿刺活检、基因检测。

（3）胆管结构性异常：已报道有遗传学基础的包括 Alagille 综合征、Villin 基因表达异常，Alagille 综合征（JAG1 突变 /NOTCH2 突变）表现为慢性胆汁淤积合并心血管症状、生长发育异常、眼部及肾脏等多系统受累，出生后 6 个月内发病，Villin 基因表达异常导致胆道闭锁样表现和特殊微观结构，两者肝组织学检查显示胆管减少或缺失，血清胆红素、ALP、GGT 水平升高。此外，囊性纤维化（CF）、线粒体疾病、感染、进行性家族性肝内胆汁淤积症（PFIC）、α_1- 抗胰蛋白酶缺乏症、关节弯曲 - 肾功能不全 - 胆汁淤积（ARC）综合征也可引起类似于 Alagille 综合征的小叶间胆管缺乏，称为"非综合征性小叶间胆管缺乏"。在肝移植和骨髓移植时的移植物抗宿主病、结节病、服用某些药物的情况下，可发生胆管缺失综合征。该患者青少年起病，可进一步完善肝穿刺活检、基因检测加以诊断。

（4）其他遗传代谢性肝病：糖、脂、氨基酸、铜、铁代谢异常，以及纤维囊性化肝病可引起黄疸、肝硬化进展，如肝豆状核变性、血色病、酪氨酸血症、类脂贮存病、糖原累积症等。可累及皮肤骨骼、中枢神经系统、心、肺、肾、内分泌系统等，具有家族性。可进一步完善相关代谢指标，必要时行肝穿刺活检、基因检测协助诊断。

【进一步检查】

（1）病毒学：乙肝病毒表面抗原（HBsAg）、丙肝病毒抗体（抗 -HCV IgM）、甲肝病毒抗体（抗 -HAV IgM）、丁肝病毒抗体（抗 -HDV IgM）、戊肝病毒抗体（抗 -HEV IgM）、EB 病毒抗体（抗 -EBV IgM）、巨细胞病毒抗体（抗 -CMV IgM）均阴性。HCV RNA、HBV DNA、EBV DNA、CMV DNA 检测均低于检测下限。

（2）肿瘤标志物：鳞癌相关抗原 1.6 ng/ml，细胞角蛋白 19 片段 4.92 ng/ml，甲胎蛋白 12.75 μg/L，糖类抗原 199 76.53 U/ml，糖类抗原 724 10.71 U/ml，其他在正常范围内。

（3）免疫球蛋白：血免疫球蛋白 A 4.34 g/L，血免疫球蛋白 E 374.4 ng/ml，免疫球蛋白 G4 2.95 g/L，IgG、IgM 在正常范围内。

（4）自身抗体：抗核抗体谱、ENA 抗体谱、ANCA、抗线粒体抗体（AMA）、抗平滑肌抗体（SMA）、肝抗原抗体谱均阴性。

（5）铁铜代谢：未饱和转铁蛋白铁结合力 1.3 μmol/L，转铁蛋白 1.62 g/L，总铁结合力 40.5 μmol/L，血清铁 39.2 μmol/L，铁饱和度 97%，铁蛋白 242.7 ng/ml，铜蓝蛋白 0.2 g/L，24 小时尿铜正常。

（6）脂代谢：高密度脂蛋白胆固醇 0.19 mmol/L，其他在正常范围内。

（7）甲状腺功能：FT_3、FT_4、T_3、T_4、TSH 均在正常范围内。

（8）腹部超声：肝脏形态失常，包膜不光滑，内实质回声增粗，分布不均，肝内见团块片状回声增高，较大 28 mm，提示肝硬化伴结节，脾大（64 mm × 205 mm）。胆囊壁增厚。少量腹水。胰腺、双肾：未见明显异常。

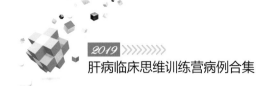

门静脉（直径 14 mm）、脾静脉（直径 9 mm）增粗，血流充盈。

（9）淋巴结超声：后腹膜及双侧颈部、锁骨上、腹股沟、腋窝未见肿大淋巴结。

（10）门静脉 CTV 增强扫描（图 3-1）：门静脉增宽，直径约 16.3 mm；门脉汇入肠系膜上静脉分支，脾静脉显著增粗。

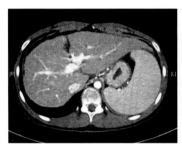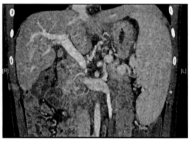

图 3-1　门静脉 CTV 增强扫描

（11）肝脏 MRI 增强（图 3-2）：肝脏比例失调，左叶较大，肝裂稍宽，轮廓呈波浪状，肝内多发大小不等、边界不清的结节样异常信号（T_1W 稍高信号，T_2W 稍低信号），增强后右叶多发结节明显强化，延迟期呈低强化，提示肝右叶多发退变结节；肝硬化，脾大，胃底贲门部静脉迂曲扩张，门脉主干 15 mm，提示门脉高压。

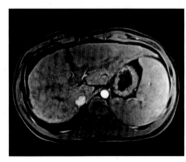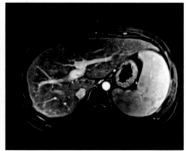

图 3-2　肝脏 MRI 增强

（12）MRCP（图 3-3）：肝内胆管及胆总管未见明显异常。胆囊、胰管显示。附见肝轮廓不光滑，内多发结节影，脾大。

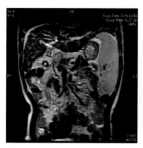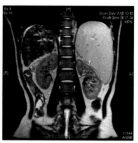

图 3-3　MRCP 检查

（13）心脏超声：静息状态下经胸超声心动图未见明显异常。功能诊断：左心收缩功能正常，左心舒张功能正常。

（14）肝穿刺活检病理（图 3-4）：条状组织，长 2 cm，表面墨绿色。（肝穿标本）显示小叶结构凌乱，小叶内散在点灶状坏死，可见肝细胞小泡状脂肪变性，肝细胞胆汁淤积明显，汇管区中度慢性炎症伴界面肝炎，见嗜酸性粒细胞浸润，Masson 和网染显示纤维增生伴纤维间隔形成，CH-G3S3。免疫组化：CK7（＋），HBsAg（－），HBcAg（－），CK8（＋），CD34（＋），CK19（＋），LCA（＋）。特殊染色：Masson（＋），铁染（－），铜染（－），网状染色（＋）。

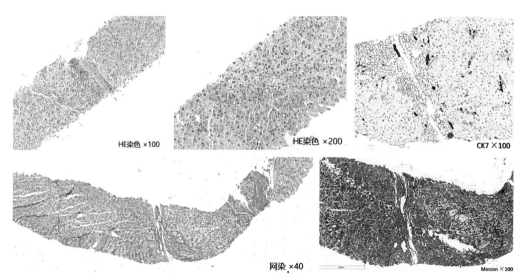

图 3-4　肝穿刺活检病理

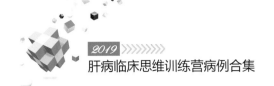

【治疗】予以还原型谷胱甘肽、复方甘草酸苷、熊去氧胆酸胶囊、注射用腺苷蛋氨酸针保肝治疗，肝功能总胆红素波动于 200 μmol/L。

第二次临床讨论：患者的最终诊断是什么？进一步的检查和治疗？

该患者为青少年亚急性起病，存在家族近亲结婚的情况，突出表现包括肝内胆汁淤积进展至肝硬化的特点，转氨酶轻中度升高，GGT、TBA 明显升高，病原学检测、代谢指标、自身免疫抗体、肿瘤标志物、免疫球蛋白及抗体筛查未见明显异常，MRCP、腹部超声、肝脏 MRI 增强及 CTA 未见腹部占位、胆管系统异常、门静脉系统畸形。经过对患者的肝脏穿刺活检组织进行病理评估，存在明显的肝细胞淤胆伴小胆管淤胆及增生，汇管区慢性炎症与纤维化，小叶内炎症较轻，病理回报结论：临床除外药物性肝损伤（DILI）后，请检查 ABCB 基因，以除外进行性家族性肝内胆汁淤积。完善肝病相关基因高通量测序，检测到 ABCB4 基因存在两个杂合突变（表 3-1），考虑主要诊断为进行性家族性肝内胆汁淤积症（PFIC Ⅲ 型）。同时肝脏病理存在肝细胞脂肪变性、界面肝炎、嗜酸性粒细胞浸润等特点，考虑到患者存在口服中药史，RUCAM 评分为 4 分，R 值 1.32，提示存在胆汁淤积型药物性肝损伤可能。

表 3-1 肝病相关基因高通量测序报告

基因	染色体位置	基因突变信息	合子类型	遗传模式	ExAC Het/Hom	HGMD 分类	变异来源
ABCB4	chr7: 87032525	NM_000443：exon27：c.3559C > T（p.R1187X）	Het	AD/AR	0/0	DM	NA
ABCB4	chr7: 87072720	NM_000443：exon12：c.1271C > T（p.T424M）	Het	AD/AR	3/0		NA

【最终诊断】①进行性家族性肝内胆汁淤积症（PFIC Ⅲ 型），肝硬化（Child-Pugh 评分 8 分 B 级）；②胆汁淤积型药物性肝损伤（可能）。

【治疗】联合应用丁二磺酸腺苷蛋氨酸针剂、熊去氧胆酸、利福平、考来烯胺、脂溶性维生素治疗，患者总胆红素水平稍有下降，转氨酶及转肽酶控制平稳，总体治疗效果不佳（表 3-2）。建议患者及其家属尽早行肝移植术，家属表示希望回当地治疗，予以出院带药：熊去氧胆酸、复方甘草酸苷片降黄护肝，定期随访。

表 3-2 住院期间肝功能各项指标变化（治疗反应）

日期	肝功能						
	ALT （U/L）	AST （U/L）	ALP （U/L）	GGT （U/L）	TBIL （μmol/L）	DBIL （μmol/L）	TBA （μmol/L）
2018 年 10 月 25 日	108	146	395	208	243.7	185.7	100
2018 年 10 月 29 日	72	94	313	183	208.8	172.4	371
2018 年 11 月 1 日	79	90	274	175	167.8	146.0	293
2018 年 11 月 5 日	81	105	268	154	192.1	163.8	307
2018 年 11 月 8 日	80	102	256	142	215.0	183.8	299
2018 年 11 月 12 日	63	79	229	121	197.9	168.8	315

注：肝功能各项指标正常范围，即 ALT 9 ~ 50 U/L；AST 15 ~ 40 U/L；ALP < 390 U/L；GGT 10 ~ 60 U/L；TBIL 3.4 ~ 20.4 μmol/L；DBIL ≤ 6.8 μmol/L；TBA ≤ 10 μmol/L。

三、诊疗体会

家族性肝细胞性胆汁淤积包括良性复发性肝内胆汁淤积（BRIC）和进行性家族性肝内胆汁淤积（PFIC）。BRIC 以间断性胆汁淤积发作为特征，数周到数月后自愈，可进展为慢性肝病，发病年龄从婴儿到成年晚期不等。表现为结合胆红素血症、不适、食欲缺乏、瘙痒、体重减轻和吸收不良，不伴有肝细胞损伤，因此，肝酶正常，GGT 正常或偏低。PFIC 是一组由基因突变导致的胆汁酸或其他胆汁成分分泌或排泄障碍，引起皮肤巩膜黄染，多伴瘙痒。通常在婴儿期或儿童期发病，且伴有生长障碍和进行性肝脏疾病。Ⅰ型 PFIC（也称 Byler 病，*ATP8 B1* 基因突变）和Ⅱ型 PFIC（*ABCB11* 基因突变）早期的主要特征为顽固性瘙痒，可引起致死性胆汁淤积，但 GGT 水平仍正常或接近正常，*ABCB11* 基因突变的患儿患肝细胞癌的风险有所提高。Ⅲ型 PFIC（*ABCB4* 基因突变）患者卵磷脂转运障碍，小胆管受损，血清 GGT 活性、胆汁酸明显升高，由此可与 BRIC、PFIC Ⅰ ~ Ⅱ型鉴别，同时胆石症风险增高。

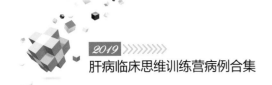

PFIC Ⅲ型以高 GGT 肝内胆汁淤积为特点，肝穿刺病理特点如下：肝细胞淤胆为主，可伴有毛细胆管和胆管淤胆；小胆管增生；门管区纤维化、肝硬化；MDR3 染色（-）；小叶内炎症和细胞损伤较轻。该患者临床特征与肝脏病理符合，基因检测也证实了基因突变，可进一步完善患儿的父母相应区域序列的 Sanger 测序以明确变异来源，同时对患儿的弟弟也应进行基因检测。该患者治疗效果不佳，已发展至肝硬化，肝移植可成为重要的治疗选择。

据报道，约 1/3 的不明原因胆汁淤积成年患者有至少一个 *ABCB4* 等位基因的编码区存在突变。*ABCB4* 基因突变也可引起成人的急性复发性胆源性胰腺炎、胆源性肝硬化及纤维性胆汁淤积性肝脏疾病等一系列谱系疾病，伴或不伴胆道系统症状。对于婴幼儿、儿童和青少年肝病，以及不明原因成人肝病的诊疗，应该要擅长提炼临床特点，重视家族史、病理和基因检测等方面，与病毒性、免疫性、药物性等常见病因鉴别。

黄疸、肝大查因

福建医科大学孟超肝胆医院　吴仕明　林　恢

一、病例基本信息

患者，男，50岁，福建莆田人，主因"乏力、食少、尿黄20余天，眼黄5天"于2015年1月4日入院。

【现病史】患者入院前44天因"胸闷、气促伴咳嗽"就诊我省某三甲医院，诊断"肥厚型心肌病"，并予以相关治疗，上述症状有改善，但在该院住院期间（20余天前）先后出现乏力、食少、尿黄症状，查肝功能异常，予以保肝等治疗，效果不佳，8天前出院回到当地，5天前出现双眼黄染，乏力、食少、尿黄症状持续并加重，2天前于当地医院查肝功能提示黄疸明显加深，遂转诊我院。门诊拟"黄疸原因待查"收住入院。发病以来，无鼻出血、齿龈出血，精神、睡眠欠佳，大便正常，小便如上述，体重增减情况不详。否认发病前有不洁饮食史及用药史，否认与肝炎患者密切接触史。

【既往史、个人史、家族史】既往体健。8年前至柬埔寨开办工厂，入院前44天回国，否认疫水接触史及疫区居留史，居住地无地方病、传染病、流行病。无烟酒嗜好。父亲已故，死于"肺癌"，母亲健康，有1个妹妹，健康。

【入院查体】体温36.5℃，脉搏81次/分，呼吸19次/分，血压131/82 mmHg，神志清楚，皮肤巩膜重度黄染，未见肝掌、蜘蛛痣。双肺呼吸音稍低，未闻及干、湿性啰音，心脏听诊无异常，腹围80 cm，腹平坦，腹肌软，全腹无压痛及反跳痛，肝脏右肋下及剑突下约5.0 cm处可触及肿大，质中，表面光滑，边缘钝，触痛明显，脾肋缘下未触及，肝浊音界存在，肝区

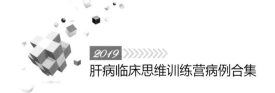

轻叩痛，腹部移动性浊音可疑阳性，双下肢轻度可凹陷性水肿。神经系统检查无异常。

【外院检查】

（2014 年 11 月 20 日，我省某三甲医院）血常规：血红蛋白（Hb）97 g/L，余正常。肝功 + 心肌酶：谷丙转氨酶（ALT）53 U/L，谷草转氨酶（AST）78 U/L，肌酸激酶同工酶（CK-MB）240 U/L，余正常；肌钙蛋白（cTnI）0.095 ng/ml；B 型尿钠肽（BNP）6370 pg/ml。肿瘤指标：糖类抗原125（CA125）90 U/ml ↑，癌胚抗原（CEA）、甲胎蛋白（AFP）、糖类抗原 153（CA153）、糖类抗原 199（CA199）、糖类抗原 242（CA242）、神经元特异性烯醇化酶（NSE）、总前列腺特异抗原（TPSA）、游离前列腺特异抗原（FPSA）均正常；铁蛋白：229.85 ng/ml。心电图：① P 波异常，Ⅱ、Ⅲ、aVF 异常？ $V_1 \sim V_3$ 呈 QS 型；②右心室高电压。心脏彩超：左室壁明显增厚，左右心房增大，三尖瓣反流Ⅱ度伴肺动脉高压（轻度），心包积液（少量）。

（2014 年 12 月 13 日，我省某三甲医院）肝功能：白蛋白（ALB）34.0 g/L，总胆红素（TBIL）48.7 μmol/L，直接胆红素（DBIL）29.9 μmol/L，AST 65 U/L，碱性磷酸酶（AKP）237 U/L，谷氨酰转肽酶（GGT）133 U/L。

（2014 年 12 月 23 日，我省某三甲医院）肝功能：ALB 28.4 g/L，TBIL 68.0 μmol/L，DBIL 44.0 μmol/L，AST 75 U/L，AKP 274 U/L，GGT 146 U/L。

（2014 年 12 月 31 日，我省某三甲医院）腹部彩超：肝大伴实质回声减低，肝门区淋巴结肿大，慢性胆囊炎伴胆泥淤积，脾轻度大，双肾实质回声偏高，左肾囊肿，右肾结石，少量腹水。

（2015 年 1 月 2 日，当地医院）肝功能：ALB 26.6 g/L，TBIL 230.7 μmol/L，DBIL 163.2 μmol/L，ALT 38 U/L，AST 113 U/L，GGT 238 U/L，AKP 778 U/L。肾功能、血电解质均正常。凝血功能：血浆凝血酶原（PT）14.8 秒，国际标准化比值（INR）1.29。降钙素原（PCT）0.19 ng/ml。C 反应蛋白（CRP）2.30 mg/L。血常规：白细胞计数（WBC）6.99 × 10⁹/L，中性粒细胞百分比（NE%）66.6%，Hb 93.0 g/L，血小板计数（PLT）226 × 10⁹/L。乙肝两对半：各项均阴性。丙肝、梅毒及艾滋病抗体均阴性。肺部 CT + 全腹部 CT 平扫（图 4-1）：①双肺

局限性肺气肿；②双肺少许慢性炎症；③左上肺结节灶；④双侧胸腔积液，伴相邻双下肺膨胀不全，心包积液；⑤双肺门、纵隔及双侧腋窝多发肿大淋巴结；⑥心影增大；⑦腹腔积液；⑧脾大，密度明显减低；⑨胆囊底部小结节影；⑩腹腔内絮状高密度影；⑪双肾密度不均匀减低，其内多发小斑片状密度影，双肾窦内多发钙化样密度影。

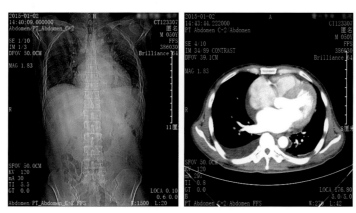

图 4-1　2015 年 1 月 2 日外院 CT 检查

二、临床讨论

第一次临床讨论：根据患者的病史、体征、实验室检查，初步诊断是什么？如何进一步处理？

【病史特点】①中年男性患者，既往体健；②入院前 44 天出现肥厚型心肌病表现，经外院治疗后好转；③随后出现乏力、食少、尿黄、眼黄等症状，转诊我院；④查体见全身皮肤、双侧巩膜重度黄染，肝大，肝区轻叩痛。

【初步诊断】①黄疸、肝大原因待查；②肥厚型心肌病；③心功能不全；④心功能Ⅲ级。

【入院后完善检查】

（1）血常规：Hb 105.0 g/L，余正常。

（2）尿常规：胆红素 3+，蛋白 2+。

（3）大便常规 + 隐血试验：正常。

（4）生化：ALB 27 g/L，TBIL 329.1 μmol/L，DBIL 236.5 μmol/L，ALT 40 U/L，

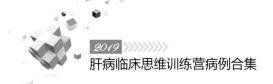

AST 137 U/L，GGT 220 U/L，AKP 791 U/L，胆碱酯酶（CHE）4630 U/L；肾功能及血电解质正常。

（5）凝血功能：PT 17.4 秒，凝血酶原活动度（PTA）59%，INR 1.42，部分凝血酶原时间（APTT）40.6 秒，纤维蛋白原（FIB）1.99 g/L，凝血酶时间（TT）24.6 秒。

（6）cTnI 0.35 μg/L，BNP 1.1 E+4 pg/ml。

（7）PCT 0.232 ng/ml。

（8）AFP 正常。

（9）自身抗体：抗核抗体、抗线粒体抗体、抗平滑肌抗体、抗丙酮酸脱氢酶复合物抗体、抗肝肾微粒体 1 型抗体、抗肝细胞溶质抗原 1 型抗体、抗可溶性肝抗原抗体、抗 gp210 抗体、抗 sp100 抗体均阴性。

（10）甲状腺功能：促甲状腺激素（TSH）6.81 μIU/ml↑，三碘甲状腺原氨酸（TT₃）0.825 nmol/L↓，四碘甲状腺原氨酸（TT₄）56.28 nmol/L↓，游离三碘甲状腺原氨酸（FT₃）2.31 pmol/L，游离甲状腺素（FT₄）9.35 pmol/L↓。

（11）特定蛋白：IgG 5.44 g/L，CRP 8.28 mg/L，转铁蛋白 1.78 g/L，余均正常。

（12）TORCH：EB 病毒衣壳抗原 IgG 抗体、核抗原 IgG 抗体阳性，余阴性；甲肝 IgM，戊肝 IgG、IgM 抗体均阴性；外送福建省 CDC 查疟原虫、流行性出血热 IgG、恙虫病抗体、钩端螺旋体病抗体均阴性。

（13）常规心电图：Ⅱ、Ⅲ、avF、V₁～V₃ 呈 QS 型。

（14）胸部 CT 平扫（图 4-2）：①双肺斑条影，考虑炎症改变，建议治疗后复查；②纵隔淋巴结肿大；③心包少量积液；④双侧胸腔少量积液。

（15）腹部彩超：①肝大（肝左叶 11.9 cm，厚径 7.5 cm，右叶厚径 15.5 cm，斜厚径 18.9 cm）、肝内回声粗；②胆囊壁水肿、胆囊沉积物；③脾轻度肿大；④右肾结石、双肾实质回声增强，请结合临床；⑤前列腺增大伴钙化灶；⑥肝门区周围淋巴结肿大；⑦腹水；⑧双侧胸膜腔积液；⑨胰腺所见部分、双侧输尿管、双侧肾上腺区、膀胱、下腔静脉肝后段与腹主动脉所显示段未见明显异常。

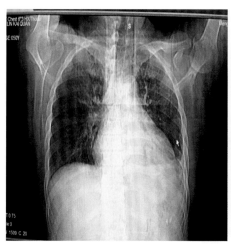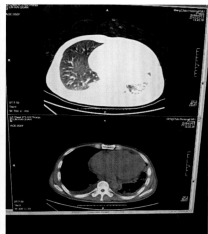

图 4-2　胸部 CT 检查

【治疗过程】入院后给予异甘草酸镁、还原型谷胱甘肽、腺苷蛋氨酸等保肝、退黄；给予复合辅酶营养心肌；给予泮托拉唑抑酸保胃；给予呋塞米、螺内酯利尿；给予脂肪乳、白蛋白支持治疗；给予维生素 K_1 改善凝血功能；给予头孢哌酮舒巴坦抗感染治疗（原发性腹膜炎）；并行 2 次人工肝血浆滤过透析，1 次人工肝单纯血浆置换治疗；患者病情无好转，与患者及其家属做好病情沟通后于 2015 年 1 月 17 日行肝穿刺病理活检。此后患者黄疸进行性升高，凝血功能差，且肾功能逐渐恶化，于 2015 年 1 月 19 日转 ICU 进一步治疗。住院期间部分实验室检查结果如下。肝功能：TBIL 329.1 μmol/L → 521.1 μmol/L → 455.1 μmol/L，ALT 40 U/L → 21 U/L → 16 U/L。凝血功能：PTA 53% → 58% → 43%。血常规：WBC 6.49×10^9/L → 10.87×10^9/L → 8.54×10^9/L，NE% 63.7% → 78.4% → 89.2%。肾功能：尿素氮 3.9 mmol/L → 22.6 mmol/L → 6.6 mmol/L，肌酐 69 μmol/L → 592 μmol/L → 299 μmol/L。

第二次临床讨论：患者的最终诊断是什么？预后如何？

肝组织病理结果（图 4-3）如下。①镜下描述（HE 染色和网纤染色）：肝小叶结构尚存，肝细胞淤胆（＋～＋＋），毛细胆管淤胆（＋＋），肝窦内可见条索状分布的粉染淀粉样沉积，肝索显著萎缩；汇管区约 2 个，汇管区间质及部分血管壁内可见淀粉样物质沉积。②免疫组化染色：CK7：胆管上皮

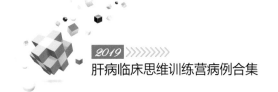
细胞（＋），祖细胞（－）。③特殊染色结果（图4-4）：刚果红染色示淀粉样物质沉积。

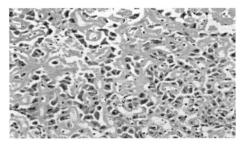

图4-3　肝穿刺病理检查

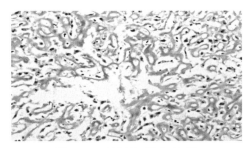

图4-4　刚果红染色结果

【最终诊断】淀粉样变性。

【治疗转归】转入ICU后予以保肝、退黄、支持、美罗培南加强抗感染及人工肝单纯血浆置换、持续性血液滤过透析等治疗，患者肝功能仍呈进行性恶化、凝血功能进行性下降，感染加重，多脏器损伤（心功能、肾功能进行性恶化），于2015年1月27日自动出院。电话回访结果：出院数日后死亡。

三、诊疗体会

淀粉样变性（amyloidosis）是一种少见的临床疾病，其病理特点是一些不溶性纤维结构沉积于细胞间和（或）血管壁内，造成组织器官结构和功能改变，因染色后显微镜下表现为淀粉样无定形基质而得名。淀粉样物质既可只浸润单个器官，也可浸润全身多个器官（如心脏、肾脏、肝脏、消化道、神经系统等）。因其通常累及多个器官和系统，临床表现多样，因而误诊率高。肝淀粉样变性为全身性淀粉样变性的一部分，仅见于肝脏的淀粉样变性目前尚未有报道。

该病无特异的症状和体征，其症状取决于原有疾病及淀粉样物质沉积的部位、沉积量以及所受累的器官和系统，症状常被原发疾病所掩盖。继发性、全身性淀粉样变性95%以上有肝脏受累，常表现为肝大、上腹胀满、食欲缺乏，可有黄疸，少数可表现为严重肝大（肝重量可达7 kg以上）。但肝功能损伤均较轻微，偶有门静脉高压，表现为食管、胃底静脉曲张和腹水等。

依据淀粉样纤维蛋白类型不同，该病可分为以下几种。① AL 型蛋白：来源于免疫球蛋白的轻链（特别是可变区），比较常见。② AA 型蛋白：主要的淀粉样纤维由一种不同于免疫球蛋白的 A 蛋白组成。③ AF 型蛋白：淀粉样纤维主要为正常或异常的前白蛋白复合物（分子量 14 000）。

目前尚无特异疗法。原发性淀粉样变性治疗：美法仑 + 泼尼松（MP 方案）。继发性淀粉样变性治疗：①控制基础疾病，如慢性骨髓炎、结核病、类风湿性关节炎等；②二甲亚砜（DMSO）。该病预后较差，自然病程 1 ～ 5 年，原发性淀粉样变性患者的平均生存期为 2 年。生存期的长短取决于有何种并发症，晚期多死于心功能不全或多脏器功能衰竭。

通过对该例患者的诊治，我们认识到淀粉样变性临床表现多样，症状不典型，患者往往治疗不及时，死亡率高，严重威胁患者的生命安全，要引起临床医生的重视。

间断腹痛 5 年，再发伴眼黄、尿黄 10 天查因

西安交通大学第一附属医院　刘小静　樊万虎

一、病例基本信息

患者，男，16 岁，汉族，学生，主因"间断腹痛 5 年，再发伴眼黄、尿黄 10 天"于 2018 年 4 月 17 日入院。

【现病史】5 年前患者无明显诱因出现腹部钝痛，以上腹部为著，伴恶心、呕吐，呕吐物为胃内容物，无发热、寒战，无腰背部放射痛，无腹泻，无头痛、头晕、心慌等不适，就诊于当地儿童医院，行相关化验检查后诊断为"溶血性贫血"，予以对症解痉止痛、保肝治疗后好转出院。1 年前食"饺子"后再次出现腹痛伴恶心、呕吐，性质同前，于当地医院诊断为"胆囊炎"，予以"消炎利胆片"口服，后逐渐缓解。10 天前进油腻食物后出现剧烈腹痛，以右上腹为著，伴恶心、呕吐，呕吐物为胃内容物，伴眼黄、尿黄，无头痛、头晕，无发热、寒战，无腹泻等，入某区人民医院诊治，查肝功能"ALT 284 U/L、AST 139 U/L、ALP 258 U/L、GGT 93 U/L、TBIL 504.4 μmol/L、DBIL 218.9 μmol/L、IBIL 285.5 μmol/L"。入院后给予保肝退黄（具体药物不详）治疗后患者腹痛消失，一般情况好转，但尿色深，复查肝功仍异常示"ALT 105 U/L、AST 31 U/L、ALP 164 U/L、GGT 33 U/L、TBIL 224.0 μmol/L、DBIL 41.1 μmol/L、IBIL 182.9 μmol/L"。上腹部 B 超示：胆囊结石（泥沙样）。上腹部 CT 示：结石性胆囊炎，脾大，肝内胆管扩张。MRCP 示：肝内胆管略扩

张，肝总管局部管腔略窄，胆囊结石，脾大。为进一步明确病因来我院。自发病以来，神志清，精神一般，食纳尚可，夜休可，大便正常，小便量可，色黄，体重无明显变化。

【既往史、个人史、家族史】10 年前（6 岁时）体检发现贫血及肝脾大，未重视。否认肝炎、结核等传染病史及接触史，无手术、外伤、输血史，无食物、药物过敏史。出生体重为 3.1 kg，按计划接种疫苗，生长发育正常，无吸烟、饮酒史。父亲健在，母亲既往诊断"溶血性贫血"，28 岁时行脾脏切除术，否认家族中其他遗传病史。

【入院查体】体温 36.5 ℃，脉搏 70 次 / 分，呼吸 15 次 / 分，血压 120/75 mmHg。发育正常，营养中等，轻度贫血貌，神志清，精神可，查体合作。全身皮肤黏膜重度黄染，巩膜重度黄染，未见皮疹、出血点，无肝掌、蜘蛛痣，双侧腹股沟区各触及一大小约 1 cm × 1 cm 肿大淋巴结，质韧，压痛阳性，活动可，边界清，余浅表淋巴结未触及肿大。腹平坦，无腹壁静脉曲张，腹部柔软，无压痛、反跳痛，腹部无包块。肝脏肋下约 2 cm，脾脏肋下 4 cm，质韧，缘钝，无触痛，Murphy 征阴性，肾脏无叩击痛，移动性浊音阴性。肠鸣音未见异常，双下肢无水肿。

【入院后检查】血常规：血红蛋白 99 g/L，平均红细胞体积 109.5 fL，平均血红蛋白浓度 357 g/L，血小板计数 347 × 10^9/L，红细胞计数 2.53 × 10^{12}/L，白细胞计数 4.69 × 10^9/L。尿常规：胆红素 1+，颜色深黄色。粪常规：阴性。肝功能：白蛋白 42.2 g/L，谷丙转氨酶 131 U/L，谷草转氨酶 56 U/L，直接胆红素 35.9 μmol/L，间接胆红素 133.9 μmol/L，总胆红素 169.8 μmol/L。凝血系列：凝血酶原时间（PT）14.40 秒，凝血酶原活动度（PTA）72.8%、活化部分凝血活酶时间（APTT）48.5 秒，国际标准化比值（INR）1.14。

二、临床讨论

问题 1：入院初步考虑？进一步处理？

【入院诊断】黄疸原因待查：①肝脏疾病？②血液系统疾病？

【病例特点】患者为 16 岁青少年男性，临床表现为慢性病程，腹痛、恶

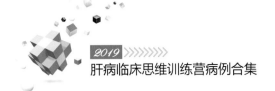
心、呕吐、肝脾大、肝功异常、黄疸；10 年前即发现肝脾大，5 年前诊断为"溶血性贫血"；其母亲有溶血性贫血、脾切除术史。结合患者病例特点，我们以黄疸原因待查为切入点，从可导致黄疸的肝脏疾病和血液系统疾病进行诊断和排除诊断。

【入院后完善检查】

1. 血液系统疾病

患者 5 年前于西安市儿童医院诊断为"溶血性贫血"，查体可见重度黄疸，可触及肝脏、脾脏、淋巴结肿大，入院查血常规示大细胞性贫血；查肝功示直接胆红素及间接胆红素均有升高，经保肝、降酶治疗后逐渐下降，仍高于正常值，以间接胆红素升高为主，提示为溶血性黄疸；此诊断不能排除。

入院后行血液系统相关检查，结果如下。异常红白细胞学分析：红细胞重度大小不等，小红细胞约占 1.0%，大红细胞约占 44.1%，偶见晚幼红细胞（占有核细胞 0.5%），余未见异常。网织红细胞计数：升高。红细胞脆性 + 孵育试验：（±）。溶血全套：（－）。骨穿：增生性贫血骨髓象、红系比例增高、可见豪 - 周小体、嗜碱点彩、成熟红细胞大小不等、网织红细胞计数升高。尿含铁血黄素定性实验：（＋）。血浆游离血红蛋白测定：0.112 g/L。

结合患者贫血、黄疸、肝脾大的临床表现及实验室检查，可确诊为溶血性贫血。

2. 肝脏疾病

患者肝功能损伤明确，主要以胆红素升高为主，导致肝脏损伤的原因有病毒、酒精、免疫、药物、遗传代谢等，因此，从上述几个方面进一步筛查及寻找证据。

（1）病毒性肝病：嗜肝病毒阴性（甲肝、乙肝、丙肝、戊肝）；非嗜肝病毒（TORCH、EB 病毒、巨细胞病毒）无现症感染的证据，可排除。

（2）酒精性肝病：无饮酒史，可排除。

（3）药物性肝病：无可疑药物服用史，可排除。

（4）自身免疫性肝病：自免肝抗体、自身抗体谱阴性，可排除。

（5）外科梗阻性黄疸：入院后查上腹部超声提示"脾静脉不宽、胆囊结石、胆囊炎、脾大"，肿瘤标志物阴性，MRCP 提示"肝内外胆管未见明显异常梗阻征象，脾大"，目前胆红素升高以间接胆红素升高为主，可排除。

（6）遗传代谢性肝病：患者母亲有溶血性贫血、黄疸、脾大史，结合患者慢性病程表现及胆红素特征，高度怀疑遗传代谢性肝病。

至此我们将焦点集中在遗传代谢性肝病的排查中，进一步完善相关检查结果如下。①肝豆状核变性相关检查：入院后查微量元素 Fe 5.65 mmol/L；铜蓝蛋白 0.19 g/L；眼底检查无 K–F 环；尿铜阴性；铁蛋白 800.90 ng/ml；转铁蛋白阴性。排除肝豆状核变性。②蚕豆病相关检查：血高铁血红蛋白还原率测定 87.30%，且患者无服用蚕豆等食物或相关药物的病史，加之其溶血表现为慢性而非急性，基本可以排除蚕豆病。③为进一步明确肝损原因，行肝穿刺活检：我院病理诊断示"肝细胞内含铁血黄素沉积，提示卟啉病或其他铁代谢障碍性疾病可能，请结合临床考虑"（图 5–1）；外送西京医院结果回报："肝细胞内铁质沉积（2 级），提示原发性血色素沉积症（血色病）"（图 5–2）。

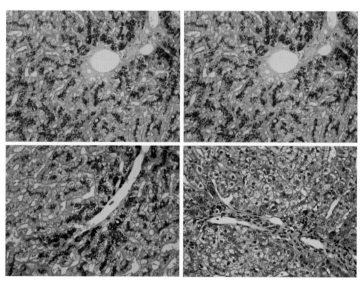

病理诊断："肝脏穿刺活检"小条状肝组织，肝小叶结构存在，局部区肝细胞水肿并肝细胞内含铁血黄素样颗粒沉着，尤以汇管区和中央静脉周围显著，片内结构提示卟啉病或其他铁代谢障碍性疾病可能，请结合临床考虑。

图 5–1　我院肝穿病理结果
（病理图由西安交通大学第一附属医院病理科曹培龙提供）

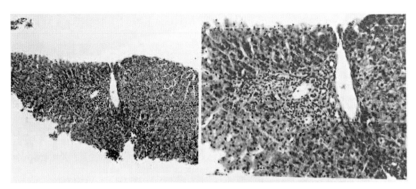

图 5-2　西京医院会诊病理结果

根据病理结果结合患者临床表现目前诊断卟啉病？还是血色病？或其他遗传代谢性疾病？

问题 2：入院初步考虑？进一步处理？

【分析病情】

1. 卟啉病

卟啉病是主要累及神经系统和皮肤的常染色体显性遗传病。其皮肤光敏型的典型临床特征表现为红色尿、红色牙齿、光照部位毁损性皮肤损伤，伴多毛及色素沉着，实验室检查示红细胞、血浆及尿卟啉浓度显著增高，正细胞正色素贫血；神经症状型则表现为发作时典型腹痛、精神及神经系统症状，尿中出现大量卟胆原和 δ- 氨基 -γ- 酮基戊酸（ALA）；混合型则兼有以上二者表现。

该患者仅有腹痛，无光过敏表现，无神经精神症状，晒尿实验阴性，无相关的阳性实验室检查结果，不支持卟啉病的诊断。

2. 遗传性血色病

血色病是血色病蛋白（HFE）等基因突变导致的肠道铁吸收过多、体内铁负荷增多的常染色体隐性或显性遗传病，起病隐匿，主要表现为铁沉积引起的皮肤色素沉着、肝硬化（可有肝脾大）、性功能不全、心力衰竭、糖尿病、关节痛等。该病的诊断依据：①两项或两项以上临床表现，并伴有两项以上的下述铁代谢异常的实验室参数：a. 血清铁 > 32 μmol/L；b. 血清铁饱和度＞62%；c. 血清铁蛋白＞300 μg/dl（男）／＞200 ug/dl（女）；d. 去铁胺试验：肌注去铁胺 10 mg/kg 后，24 小时尿排铁 >2 mg。②脏器活组织检查有含铁血黄素沉积。

该患者有肝脾大、皮肤色素沉着的临床表现，血清铁蛋白明显升高，肝穿活检病理提示"含铁血黄素、铁质沉积"，但血清铁不高，转铁蛋白阴性，无血清铁饱和度结果，暂不能排除遗传性血色病。

目前发现的引起遗传性血色病的基因突变有 20 多种，最常见的是 *C282 Y*、*H63 D*、*S65 C*。因此，建议患者行基因检测以确诊，沟通病情及征得患者及其家属同意后将患者及其父母的全血进行遗传性肝病基因检测。

【进一步完善检查】

基因检查结果回报（图 5-3）：①在临床所关注的铁代谢和卟啉病相关基因中未发现明显致病性改变；②该样本在球形红细胞相关基因 *SPTB* 发现一处杂合突变，家系验证结果显示该突变来自患者母亲，患者母亲为杂合突变。

SPTB 基因报道与遗传性球形红细胞增多症相关，疾病报道遗传方式为常染色体显性遗传，理论上单点杂合突变即可致病。

高通量测序结果	检测到与临床相关发生突变的基因	转录本 Exon 编号	核苷酸变化	氨基酸变化	染色体位置	测序深度	Hom/Het	携带率（ExAC 东亚人）	遗传方式
	SPTB	NM_001024858 exon35	c.6828G＞A	p.Met2276Ile	chr14-65216183	104/76（0.42）	Het	—	AD

家系验证结果：				
基因	突变位点	患者	患者之父	患者之母
SPTB	c.6828G＞A	杂合突变	无突变	杂合突变

图 5-3 遗传代谢性肝病基因检测结果

根据检查结果患者能否被诊断为遗传性球形红细胞增多症？

【分析病情】

1. 遗传性球形红细胞增多症

遗传性球形红细胞增多症（hereditary spherocytosis，HS）又名先天性（或家族性）溶血性黄疸，是红细胞膜的先天性缺陷导致的溶血性贫血。该病为常染色体显性遗传，有明显的家族史。发病机制为红细胞膜或细胞骨架的组成蛋白突变引起红细胞膜的丢失，进而出现细胞膜表面积减少（双凹形盘状变为球形），变形能力差，不能穿越脾脏内的细小弯曲结构，导致红细胞滞留于脾脏并被脾脏从循环中清除，红细胞寿命明显缩短。

常染色体隐性遗传者也多有显著贫血及巨脾、频发黄疸。溶血性或再生障碍性贫血（简称再障）危象常因感染、妊娠或情绪激动引起，而常染色体显性遗传型特征为贫血、黄疸及脾大。根据疾病严重度分为以下3种：①轻型多见于儿童，约占全部病例遗传性球形细胞增多症的1/4，由于骨髓代偿功能好，可无或仅有轻度贫血及脾大；②中间型约占全部病例的2/3，多成年发病，有轻度和中度贫血及脾大；③重型仅少数患者，贫血严重，常依赖输血，生长迟缓，面部骨结构改变类似海洋性贫血，偶尔或一年内数次出现溶血性或再生障碍性贫血危象。

该症患者较多见（约有50%）的并发症是由于胆红素排泄过多，在胆道内沉淀而产生胆石症，其次是发生于踝以上的腿部慢性溃疡，常迁延不愈，但可经脾切除而获得痊愈。发育异常或智力迟钝很罕见。

2. 诊断依据

（1）症状和体征：脾大；轻—中度贫血；黄疸；乏力；腹胀；左上腹不适；胆石症；溶血性贫血（贫血、头痛、恶心、腹痛）；全血细胞减少；骨髓增生（造血）功能减退。

（2）实验室检查：RBC↓、HB↓（中度）；瑞特染色可见红细胞呈球形，大小形状不等，网织细胞增加5%～20%；血清间接胆红素↑、粪胆红素↑；Coombs test（－）。

（3）相关基因检测：SPTB（β-血影蛋白）基因突变引起细胞膜骨架的突变导致细胞膜的丢失。

（4）患者母亲有类似症状，脾切除术后症状逐渐缓解。

【最终诊断】遗传性球形红细胞增多症。

【治疗与预后】

脾切除为遗传性球形红细胞增多症治疗的最经典的方法。患者如没有贫血或仅有轻度贫血，一般不需要治疗。溶血严重的做脾切除术可使血红蛋白和网织红细胞恢复接近正常，若有胆结石可同时切除胆囊。该患者入院时腹痛缓解，精神状况可，出院时查血红蛋白升至 110 g/L，目前暂给予观察。

三、诊疗体会

1. 看似相同，却有不同

临床工作中常遇到黄疸原因待查的患者，同样是黄疸，但黄疸的特点是不一样的，在疾病诊治过程中要全面分析黄疸的来源及变化。该患者初期胆红素升高以双向胆红素升高为主，后期转为以间接胆红素升高为主，以此确诊黄疸的来源，最终揭开谜底，明确诊断。

2. 证据搜集，整理证据

初期诊治过程中排除了病毒性肝病、酒精性肝病、药物性肝病、免疫性肝病，最终确定为遗传代谢性肝病，虽然行肝脏穿刺活检仍未明确诊断，但后来通过代谢性肝病基因测序明确诊断。其实诊治疾病就像破案，在搜集证据、整理证据过程中不断质疑，最终找到真相。

3. 不断学习，合作进步

在诊疗过程中，曾多次请我院血液科、影像科、肝胆外科等科室会诊，肝穿刺病理标本也曾送往西京医院会诊。在此过程中，多学科合作的效果被发挥到了最大。不同科室、不同专业在合作中学习，合作中进步。

4. 医患沟通，医患信任

在整个诊治过程中，家属的信任是医生最大的精神动力，因为你信任我，我就用我全部的心来感激你的信任。

血小板减少 5 个月，肝功能异常 4 个月，寻找真相

兰州大学第二医院　李　娟　王　亮　张岭漪

一、病例基本信息

患者，男，10 岁，因"发现血小板减少 5 个月，肝功能异常 4 个月"于 2018 年 10 月 8 日入院。

【现病史】患者入院前 5 个月因"盗汗"就诊于当地医院，查血常规提示：血小板 $36 \times 10^9/L$，白细胞及其分类、红细胞未见异常；传染病全套未见异常。腹部彩超：肝、胆、脾、胰、门静脉系统、双肾、输尿管均未见异常。因患者血小板低下，建议住院进一步诊治，患者家属因农忙未住院，期间口服中药治疗（具体药物及剂量不详）。2018 年 6 月患者于当地医院复查血小板仍低下，故于当地医院住院进一步诊治，入院后多次查血小板低下，最低达 $4.0 \times 10^9/L$。生化：ALT 219.3 U/L，AST 128.8 U/L，ALP 438.1 U/L，TBIL 19.6 μmol/L，DBIL 6.9 μmol/L，IBIL 12.7 μmol/L，余肾功、血胆固醇、血脂、血糖、电解质未见异常。传染病全套，凝血功能，免疫球蛋白（Ig）、补体、铁蛋白，甲功全套均未见异常。血细胞形态学检查提示：白细胞数正常，分类以淋巴细胞为主，可见异型淋巴细胞；成熟红细胞形态轻度大小不等，可见异形红细胞；血小板明显减少，可见大血小板。上腹部平扫 CT：未见异常。进一步行骨髓穿刺提示：原发性免疫性血小板减少症。期间给予激素、丙种球蛋白冲击以及保肝、白介素 -11 等对症治疗后好转出院，出院后间断口服中药。出

院后多次于当地医院复查血小板仍低下，且患者自觉盗汗症状未见明显缓解，为进一步明确诊断前来我院，于血液科门诊查血常规：PLT 45×10^9/L。生化：ALT 353 U/L、AST 154 U/L、TBIL 10.3 μmol/L、DBIL 4.2 μmol/L、IBIL 6.1 μmol/L。血沉及凝血未见异常。骨髓穿刺提示：血小板轻度减少。后就诊于我科门诊，查 K-F 环阳性（图 6-1），故安排铜、铁代谢检查，同时建议患者住院进一步诊治，患者因学业决定择期住院，故建议停用中药，予以双环醇口服保肝治疗。2018 年 10 月 6 日患者于我院门诊复查血小板 30×10^9/L，遂以"肝功能异常、血小板减少原因待查"收住我科。自发病以来，患者神清，精神可，饮食及睡眠可，二便如常，近期体重未见明显增减。

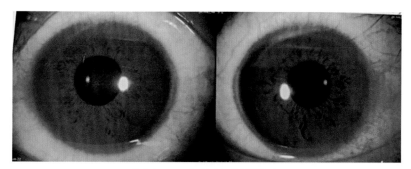

图 6-1　患者 K-F 环检查

【既往史、个人史、家族史】无高血压、糖尿病、冠心病，无病毒性肝炎病史及其密切接触史，无结核病史及其密切接触史，无手术、外伤、血制品输注史，无过敏史。久居原籍，无血吸虫病疫水接触史，无地方病或传染病流行区居住史，无毒物、粉尘及放射性物质接触史。无吸烟、饮酒史，无家族性遗传病、传染病史。

【入院查体】体温 36.1℃，脉搏 91 次/分，呼吸 24 次/分，血压 136/62 mmHg；全身皮肤、巩膜无黄染，无肝掌及蜘蛛痣；腹壁未见静脉曲张，全腹无压痛及反跳痛，肝肋下未触及，脾肋下 2 cm 可触及，质韧，无触痛，移动性浊音阴性，肠鸣音正常，双下肢无水肿。心、肺系统查体无特殊，全身浅表淋巴结未扪及肿大。

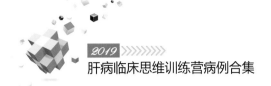
【入院检查】

（1）血常规：WBC 4.71×10^9/L，HGB 115 g/L，PLT 64×10^9/L。

（2）生化：ALT 240 U/L，AST 129 U/L，GGT 24 U/L，ALP 376 U/L，ALB 45.8 g/L，GLO 23.3 g/L，TBIL 12.5 μmol/L，DBIL 5.6 μmol/L，CHO 3.55 mmol/L，TG 1.18 mmol/L，HDL 1.55 mmol/L，LDL 1.55 mmol/L，GLU 4.64 mmol/L。

（3）凝血功能：PT 13.4 秒，PTA 66.4%，INR 1.14，FIB 1.66 g/L。

（4）传染病全套：乙肝三系统、Anti-HCV、Anti-HIV、TP-ELISA 均为阴性。

（5）血 HBV-DNA < 20 IU/ml，血 HCV-RNA < 15 IU/ml。

（6）ANA、ENA、ANCA、AMA、SMA、ds-DNA：未见异常。

二、临床讨论

第一次临床讨论：入院初步考虑？进一步处理？

【病例特点】患者为儿童，发现血小板减少 5 个月，肝功能异常 4 个月。体格检查见脾大。

ALT、AST 明显升高，血小板下降。K-F 环阳性。

【入院诊断】 "肝功能异常、血小板减少原因待查" ——肝豆状核变性？需进一步检查协助明确诊断。

【进一步检查】

（1）铜、铁代谢检查：铜蓝蛋白 220.0 mg/L；血清铁 13.0 μmol/L，不饱和铁结合力 65.0 μmol/L，总铁结合力 78.0 μmol/L；铁蛋白 129.21 ng/ml，转铁蛋白：3.25 g/L；24 小时尿铜 78 μg/24 h 尿。

（2）腹部 MRI+MRCP 检查（图 6-2）：肝间质增多，肝脾大。

（3）肝脏血管彩超：未见异常。

（4）腹部血管 B 超：未见异常。

（5）心脏彩超：未见异常。

（6）胸片：未见异常。

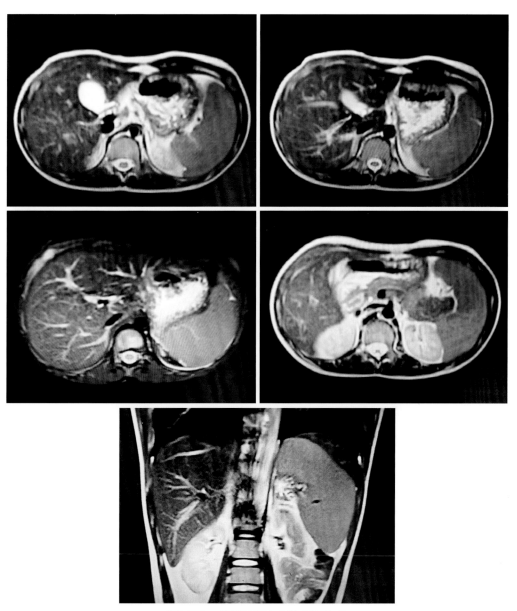

图 6-2　腹部 MRI+MRCP 检查

（7）头颅 MRI：未见异常。

（8）胃镜检查（图 6-3）：上消化道未见异常。

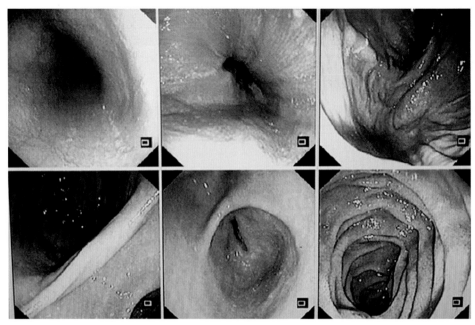

图 6-3　胃镜检查

（9）肝组织活检＋病理诊断（图 6-4）：肝小叶结构尚存，肝细胞轻—中度水肿，少数肝细胞内见色素沉积，肝窦受压变窄，小叶内见点、灶状坏死，门管区纤维组织增生，未见纤维间隔形成，少量淋巴细胞、中性粒细胞浸润期间，偶见嗜酸性粒细胞（铜染色、肝铜：未测）。

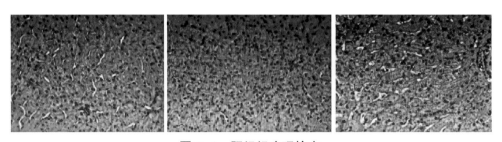

图 6-4　肝组织病理检查

（10）复查铜蓝蛋白：202.0 mg/L。

（11）患者及其亲属 K-F 环筛查（图 6-5）：患者 K-F 环阳性，患者父亲 K-F 环检查可疑阳性，患者母亲及姐姐 K-F 环检查阴性。

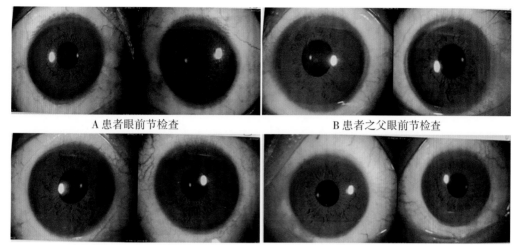

A 患者眼前节检查   B 患者之父眼前节检查

C 患者之母眼前节检查   D 患者之姐眼前节检查

图 6-5　患者及其亲属 K-F 环筛查

第二次临床讨论：最可能的诊断？进一步处理？

为进一步明确诊断，完善了患者及其亲属医学全外显子基因检测（表
6-1，图 6-6，图 6-7），结果提示患者的 *ABCG5* 基因发现两处杂合突变，突
变位点为 c.727 C>T 和 c.904+1 G>A。

表 6-1　患者及其亲属医学全外显子基因检测

检测内容	医学外显子 5000 种疾病筛查						
检测方法	安捷伦外显子芯片捕获 + 高通量测序						
测序质量	目标区覆盖度（%）		目标区平均深度			目标区平均深度 > 20X 比例 %	
	99.8		215			99.4	
高通量测序结果	检测到与临床相关发生突变的基因	转录本 Exon 编号	核苷酸变化	氨基酸变化	染色体位置	Hom/Het	携带率 ExAC- 东亚人	遗传方式
	ABCG5	NM_022436 exon6	c.727C > T	p.Arg243*	chr2-4405 3568	Het	0.0001	AR
		NM_022436 exon7	c.904+1 G > A	剪切突变	chr2-4405 2027	Het	0.0001	AR

家系验证结果：

基因	突变位点	患者	患者之父	患者之母	患者之姐
ABCG5	c.727C > T	杂合突变	无突变	杂合突变	杂合突变
	c.904+1G > A	杂合突变	杂合突变	无突变	无突变

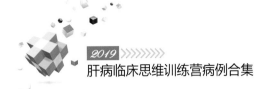
（1）基因检测 – 验证位点 1

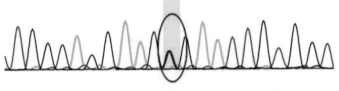

A 患者：chr2:44053568 存在 c.727C>T 的杂合突变

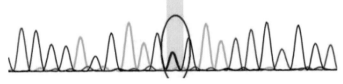

B 患者之父：chr2:44053568 无突变

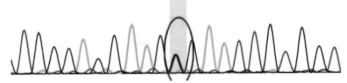

C 患者之母：chr2:44053568 存在 c.727C>T 的杂合突变

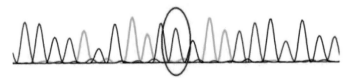

D 患者之姐：chr2:44053568 存在 c.727C>T 的杂合突变

图 6-6 患者及其亲属医学全外显子基因检测（1）

（2）基因检测 – 验证位点 2

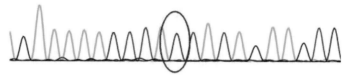

A 患者：chr2:44052027 存在 c.904+1G>A 的杂合突变

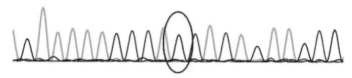

B 患者之父：chr2:44052027 存在 c.904+1G>A 的杂合突变

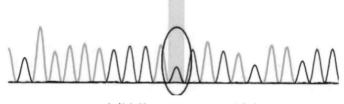

C 患者之母：chr2:44052027 无突变

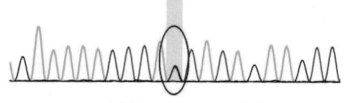

D 患者之姐：chr2:44052027 无突变

图 6-7 患者及其亲属医学全外显子基因检测（2）

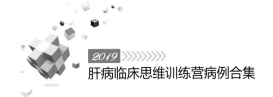

经过完善检查，结合基因检测明确诊断为"谷固醇血症"。查阅文献，谷固醇血症是一种罕见的常染色体隐性遗传病。其特征为血浆和组织中谷固醇的含量增高、蓄积，临床产生身体各部位的黄色瘤，早年发生动脉粥样硬化、心绞痛、心肌梗死、关节炎、关节痛及溶血等表现，部分可有肝脾大、口型红细胞、巨大血小板及血小板减少等。其病因主要是由于 *ABCG5* 或 *ABCG8* 基因缺陷导致植物固醇从肠腔吸收增加和泵入胆管排泄减少，造成血浆和组织中谷固醇蓄积。临床表现异质性大，仅通过常规生化检查和临床症状体征很难确诊。

【鉴别诊断】肝豆状核变性诊断标准：凡完全具备下述①～③项或②项及④项者，可确诊为临床显性型；仅具有下述③～⑤项或③～④项者属于无症状型肝豆状核变性；仅有①、②项或①、③项者，应怀疑肝豆状核变性。

①家族遗传史，父母是近亲婚配，同胞有肝豆状核变性患者或死于原因不明的肝病者；②缓慢进行性震颤、肌僵直、构语障碍等锥体外系症状、体征和（或）肝症状；③肉眼或裂隙灯证实有 K-F 环；④血清铜蓝蛋白 < 200 mg/L 或血清铜氧化酶 < 0.2 活力单位，血清总铜量低于正常值的 1/2 以下（4.7 ～ 14.1 μmol/L）；⑤肝铜 > 250 μg/g（干重）。

【最终诊断】结合患者及其亲属基因检测，通过进一步查阅文献我们最终诊断了"谷固醇血症"。

【治疗】停用所有药物，予以饮食控制（限制植物固醇及动物固醇）治疗。2018 年 11 月 17 日于当地医院复查 PLT 64×10^9/L。肝功能：ALT 41.0 U/L，AST 69.0 U/L，TBIL 20.0 μmol/L，DBIL 6.9 μmol/L，IBIL 13.10 μmol/L。2019 年 2 月 20 日于我院门诊复查血常规：PLT 40×10^9/L。肝功能：ALT 165.0 U/L，AST 96.0 U/L，TBIL 15.4 μmol/L，DBIL 5.8 μmol/L，IBIL 9.6 μmol/L；血胆固醇、血脂、肾功、心肌酶、免疫球蛋白、总胆汁酸未见异常。治疗仍以饮食控制为主，同时予以双环醇保肝治疗，同时建议患者长期门诊随访。

三、诊疗体会

谷固醇血症（sitosterolemia）一种罕见的常染色体隐性遗传病，其特征为血浆和组织中谷固醇的含量增高、蓄积，临床产生身体各部位的黄色瘤，早年发生动脉粥样硬化、心绞痛、心肌梗死、关节炎、关节痛及溶血等表现，部分可有肝脾大、口型红细胞、巨大血小板及血小板减少等。其病因主要是由于 *ABCG5* 或 *ABCG8* 基因缺陷导致植物固醇从肠腔吸收增加和泵入胆管排泄减少，造成血浆和组织中谷固醇蓄积。但是其临床表现异质性大，仅通过常规生化检查和临床症状体征很难确诊。正常人血液中谷固醇用常规检测的方法是难以检测的，需气相色谱质谱或高效液相色谱法，故谷固醇血症的诊断主要依靠基因检测确诊。治疗包括饮食控制（限制植物固醇及动物固醇的摄入）或药物治疗（考来烯胺、他汀类如洛伐他汀或依泽替米贝等药物）。

通过对该例患者的诊治及文献学习，我们认识到儿童出现肝功能异常伴血小板减少时，需要进行全面评估查找原因，遗传代谢性疾病应为鉴别重点。谷固醇血症为罕见疾病，临床表现异质性大，很难通过常规生化检查及临床症状体征确诊，因此，临床医生要提高其诊断准确性，关键在于提高对该病的认识。

不明原因肝功能异常的诊治

四川大学华西医院　吴东波　唐　红

一、病例基本信息

患者，男，38岁，主诉因"发现肝功能异常5余年"于2017年12月15日来我院就诊。

【现病史】患者于5年多前，体检发现肝功能异常，转氨酶ALT及AST升高（自述约100 U/L），无腹痛、腹泻，无畏寒发热，无乏力、食欲缺乏等症状，患者自觉无明显不适，未予以重视，未做进一步处理，期间随访肝功能指标有异常，转氨酶均有升高。9个多月前患者发现"右上肢无力、麻木1个月"于当地医院神经内科就诊，出院诊断为"右上肢无力，肝功能异常，圆锥角膜，脂肪肝"，当时复查示ALT 140.9 U/L，ALB 39.1 g/L，TG 2.13 mmol/L，病毒性肝炎标志物阴性，颅脑CT示未见确切异常，颅内血管及静脉窦内密度较高，造影剂？其他？请结合临床。心脏彩超：主动脉、二尖瓣及三尖瓣轻度反流，心功能测值正常。出院后使用多烯磷脂酰胆碱胶囊、甘草酸二铵肠溶胶囊对症治疗，肝功能始终未恢复正常。1个多月前患者查血发现肝功异常，检查示ALT 155 U/L，ALP 115 U/L，GGT 86 U/L，病毒性肝炎标志物阴性，患者为求进一步诊治遂来我院。患者自发病来精神可，食欲和体重无明显变化，大小便未见明显异常。

【既往史、个人史、家族史】发现高血压20多年，口服药物治疗，自诉血压控制稳定。10多年前因"肛瘘"行手术治疗。8个多月前因"肛周脓肿"

行切开引流术。否认肝炎、结核或其他传染病史，否认药物过敏史，无吸烟及嗜酒史，否认外伤史。家族中无类似患者，父母及兄长体健。

【入院查体】体温 36.5 ℃，脉搏 78 次 / 分，呼吸 20 次 / 分，血压 140/78 mmHg，身高 175 cm，体重 80 kg，身体质量指数（BMI）26.1。患者神志清楚，皮肤巩膜无黄染，全身浅表淋巴结未扪及肿大。颈静脉正常。心界不大，心律齐，各瓣膜区未闻及杂音。胸廓未见异常，双肺叩诊呈清音。双肺呼吸音清，未闻及干、湿性啰音。腹部外形正常，全腹软，无压痛及反跳痛，腹部未触及包块。肝脾肋下未触及。双肾未触及。双下肢无水肿。神经系统查体未见异常。

二、临床讨论

第一次临床讨论：总结患者的临床特点如下，患者为青年男性，病史长；有高脂血症及高血压病史；无家族史；体重分类属于超重；发病前无明显诱发因素；发病期间以转氨酶轻度升高为主。需要进一步完善哪些辅助检查帮助我们明确诊断？

【入院诊断】①肝功能异常待查：NASH？其他？②高血压。

【入院后完善检查】

（1）大便常规：正常。尿常规、血常规：正常。

（2）生化：ALT 171.9 U/L，ALP 128.8 U/L，GGT 76.4 U/L。

（3）血氨：正常。

（4）AFP、CEA、CA125：正常。

（5）乙、丙、戊肝抗体均阴性；甲肝抗体 – IgM 阳性。

（6）其他感染检测指标：TP、HIV 均阴性，TORCH 检查正常；EB DNA 及 CMV DNA 阴性。

（7）直接抗人球蛋白试验：阴性。

（8）ANA 及自免肝相关抗体阴性，免疫全套正常。

（9）IgG、IgM、IgG4：正常。

（10）铜蓝蛋白：0.023 g/L。

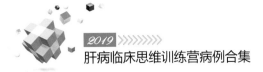

（11）甲状腺功能：正常。

（12）凝血功能：PT 21.5 秒。

（13）铁蛋白：1218.8 ng/ml。

（14）糖耐量试验：0、0.5、2 h 葡萄糖均正常。

（15）心电图：窦性心律，心率 66 次 / 分。

（16）胸部 X 线：双肺纹理稍增多、增粗，随访。

（17）腹部彩超：肝脏不均匀改变，脂肪肝。

（18）头颅 MRI：未见明显异常。

（19）上腹部 MRI（图 7-1）：肝脾形态饱满，可疑血色病表现，请结合其他检查。

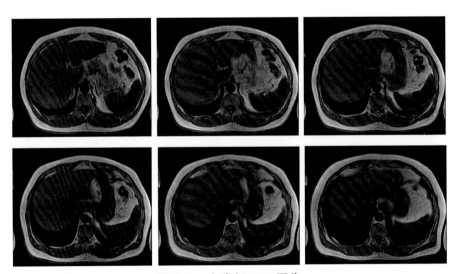

图 7-1　上腹部 MRI 图像

（20）肝病理组织学检查（图 7-2）：脂肪性肝炎。肝铁沉积 2 ～ 3 级。SAF 评分：肝细胞脂肪变性 2/3，小叶内炎症 2/2，气球样变性 1/2，纤维化分期：F2。

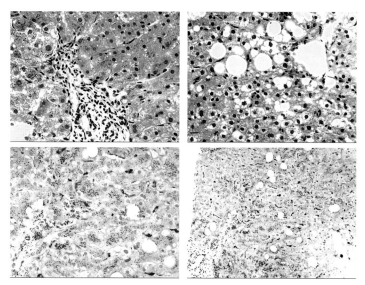

图 7-2　肝穿刺组织病理学检查（HE 染色及普鲁士蓝染色）

第二次临床讨论：患者最可能的诊断是什么？进一步处理？

经过完善检查，肝穿刺活检病理提示为脂肪性肝炎伴铁沉积，需要进一步鉴别血色病、Wilson 病和 NASH。后续进一步复查，多次复查尿铜正常；外周血送全外显子基因检测发现 *ATP7B* 的杂合突变，不排除 Wilson 病可能。结合 2001 年的 Wilson 病的诊断评分，目前患者的积分为 3 分，诊断 Wilson 病尚困难（需要积分≥ 4 分）。尽管患者出现了肝组织铁沉积及血清铁蛋白增高（血铁蛋白：1942 mmol/L），但是血色病基因检测阴性，血色病的诊断存在疑问。

患者为了明确诊断，至中南大学湘雅附属第二医院杨旭教授处会诊，行第二次肝穿刺活检。在湘雅医院的辅助检查示眼部 K-F 环阴性；铜蓝蛋白 37 mg/L；尿铜 152 μg/24 h；青霉胺驱铜实验 638 μg/24 h；肝铜检测 274.3 μg/g（干重）；肝铁检测 1769.2 μg/g（干重）。

【最终诊断】① Wilson 病；②继发性血色病；③非酒精性脂肪性肝炎；④高血压。

【治疗】患者诊断明确后，目前已经启动驱铜治疗，青霉胺 0.375 g（每日 3 次）。肝功指标（19-2-15）较前好转 ALT 55.4 U/L，ALP 119.7 U/L，

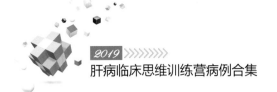

GGT 39.5 U/L。尿铜检测（19-2-15）：550 μg/24 h；铁蛋白检测（19-2-15）：825 ng/ml。

三、诊疗体会

肝豆状核变性（Wilson 病）是一种常染色体隐性遗传疾病，是基因 *ATP7B*（位于长臂 13q）基因缺陷导致的铜代谢障碍。它的全球发病率为 1∶30 000，我国发病率无系统报道。任何年龄均可发病，虽然出生时就存在 Wilson 病，但直到儿童期才出现临床症状。典型的临床表现主要出现在肝脏和（或）神经系统，突出的临床检查为铜蓝蛋白降低，伴有尿铜增高。

Wilson 病的临床特点较为多样，可以累积多个系统。①肝脏：临床表现无特异性，可以表现为肝功能异常、慢性肝炎、肝硬化和急性肝衰竭。②神经、精神表现：神经系统症状可伴或不伴肝病表现，以锥体外系症状为表现，动作协调能力下降、声音低沉、语速减慢、构音障碍、肢体震颤；精神障碍可划分为四种，即情感、行为、精神分裂症，精神症状可早发于神经或肝脏体征和症状，容易被误诊为精神心理疾病。③眼部：在角膜后弹性层上可见此种铜的沉积。K-F 环呈新月形，为金黄色或绿色，K-F 环是该病的重要体征，具有诊断意义。

已有多个研究报道，Wilson 病患者可以合并铁代谢异常，出现铁蛋白升高及肝组织铁沉积，而且 Wilson 病患者的 HFE 基因多态性未见明显异常，但男性患者中 CER 水平降低，伴随血清铁蛋白升高。既往研究提示，NASH 患者也可以伴有铁代谢异常，出现铁蛋白升高及肝组织铁沉积，少数患者伴有血色病基因 *C282Y* 突变。

此外，Wilson 病患者的肝组织病理学改变较为多样，变化差异较大，需要临床医生加强对其病理学特征的认识。肝脏组织学改变可以表现为以下形态：中 – 重度慢性肝炎，AIH 样改变（花结样细胞），脂肪变性（大泡变性），肝细胞糖原核，不同程度的铜沉积。如果为肝硬化的基础，可以伴有大小结节混合。

该例疑难肝病患者的诊断过程，提示广大临床医生需加强临床思维的锻炼，通过对疑难肝病的临床特点、病理结果、基因检测等综合进行分析，才可能得到正确的诊治。对于今后 Wilson 病患者的诊断，需要在 2001 年 Wilson 病评分系统的基础上，结合血清学、尿铜、基因结果，综合进行病情评估与分析。而且在部分 Wilson 病诊断困难的患者中，肝铜的检测具有重要意义。

肝损伤伴发热查因

河南省人民医院　刘俊平　尚　佳

一、病例基本信息

患者，男，28岁，以"间断发热4天，发现巩膜黄染2天"为主诉，于2018年12月18日首次入院。

【现病史】4天前凌晨受凉后出现间断发热，体温最高39.7℃，伴畏寒、乏力、食欲减退，无寒战、头晕、头痛，无咳嗽、咳痰，无腹痛、腹泻，无尿频、尿急、尿痛，无肢体疼痛、皮疹等，就诊于当地诊所，给予退热药物（具体不详）应用后体温下降。2天前无明显诱因出现巩膜黄染，食欲减退、厌油腻，无恶心、呕吐，进食后腹胀明显，就诊于当地医院行相关检查提示肝脾大（未见单）。今为求进一步诊治来我院就诊，门诊以"发热原因待查?"为诊断收住我科。发病以来，神志清，精神一般，饮食欠佳，夜眠可，大便干，小便正常，近期体重无明显改变。

【既往史、个人史、家族史】无高血压、糖尿病、冠心病，无病毒性肝炎病史及其密切接触史，无结核病史及其密切接触史，无手术、外伤、血制品输注史，无过敏史。久居原籍，无毒物、粉尘及放射性物质接触史，无吸烟、饮酒史。无家族性遗传病、传染病史，无冠心病早发家族史，无高血压、糖尿病家族史。

【入院查体】体温37.7℃，脉搏92次/分，呼吸23次/分，血压110/65 mmHg。发育正常，营养中等，急性面容，神志清楚。全身皮肤黏膜黄染，左上肢可见淤斑，无皮下结节、瘢痕，毛发分布正常，皮下无水肿，无肝掌、蜘蛛痣。淋巴结：全身浅表淋巴结无肿大。头颅五官：头颅无畸形、压痛、包块。无眼睑水肿，结膜正常，眼球正常，巩膜黄染，瞳孔等大同圆，对光反射正常。咽部黏膜正常，扁桃体无肿大。颈部：颈软，无抵抗，颈动脉搏动正常，颈静脉正常，气管居中，肝颈静脉回流征阴性，甲状腺正常，无压痛、震颤、血管杂音。胸部：胸廓正常，胸骨无叩痛，乳房正常对称。呼吸运动正常，肋间隙正常，语颤正常。双肺叩诊清音，呼吸规整，双肺呼吸音清晰，未闻及干、湿性啰音，无胸膜摩擦音。心脏：心前区无隆起，心尖搏动正常，心浊音界正常，心率 92 次 / 分，心律齐，各瓣膜听诊区未闻及杂音，无心包摩擦音。腹部：平坦，无腹壁静脉曲张，腹部柔软，无压痛、反跳痛，腹部无包块。肝脏肋缘下 3 cm 可触及，脾脏肋缘下 6 cm 可触及，未及前正中线。Murphy 征阴性，肾脏无叩击痛，无移动性浊音。肠鸣音正常，4 次 / 分。

【辅助检查】凝血功能（2018 年 12 月 18 日，我院）示：凝血酶原时间 18.1 秒，PT 活动度 44%，国际标准化比值（PT）1.58%，活化部分凝血活酶时间 48.20 秒，纤维蛋白原 1.34 g/L，D- 二聚体 0.92 mg/L。血常规（2018 年 12 月 18 日，我院）示：白细胞计数 4.64×10^9/L，中性粒细胞计数 1.54×10^9/L，中性粒细胞百分比 33.2%，淋巴细胞百分比 56.0%，嗜酸性粒细胞计数 0×10^9/L，嗜酸性粒细胞百分比 0，红细胞 3.98×10^{12}/L，血红蛋白 112.0 g/L，红细胞压积 0.33 g/L，血小板 59×10^9/L。

【入院诊断】该例患者以发热伴肝功能损伤、血小板降低为主诉。考虑发热待查，①传染性单核细胞增多症？②淋巴瘤？

【入院后辅助检查】

（1）血常规：白细胞计数 4.85×10^9/L，中性粒细胞计数 1.5×10^9/L，红细胞 3.43×10^{12}/L，血红蛋白 99.0 g/L，血小板 44×10^9/L。

（2）肝功能：ALT 728 U/L，AST 319 U/L，AB 28.6 g/L，TBIL 153.5 μmol/L，DBIL 124.7 μmol/L，PA 14 mg/L，ALP 196 U/L，GGT 134.4 U/L。

乙肝五项 +HCV+HIV+TPPA 阴性，甲肝、戊肝、非嗜肝病毒谱阴性，自身抗体谱阴性，发热九项联检阴性。

CMV-DNA 阴性，EBV-DNA 1.18 E+03 IU/ml，EB 病毒五项提示 EB-VCA

IgA 阴性，EB-VCA IgG 阳性，EB-VCA IgM 阳性， EBV 病毒早期抗原 EA-IgG 阴性，EB 病毒核抗原抗体 IgG 阳性。

（3）骨髓活检（图 8-1）：髓片检查结果如下。①取材、涂片、染色良好。②骨髓增生活跃，G=50.0%、E=27.2%、G：E=1.84：1。③粒系增生活跃，分叶核比值减低，余各期细胞比值大致正常，部分粒细胞浆中颗粒粗大。嗜酸细胞可见。④红系增生活跃，中、晚幼红比值偏高，形态大致正常。成熟红细胞大小不等，色素充盈尚可。⑤淋巴细胞比值减低，单核细胞比值大致正常，形态均无明显异常。浆细胞可见。⑥组织细胞比值增高，易见吞噬有核细胞，成熟红细胞及血小板的嗜血细胞。⑦全片见巨核细胞 411 个，分类 25 个，其中颗粒型巨核细胞 15 个，产板巨核细胞 8 个，裸核细胞 2 个，血小板散在、小簇可见，形态大致正常。⑧未见寄生虫及其他异常细胞。

血片检查结果如下。①白细胞无明显增减。②淋巴细胞比值增高，可见异性淋巴细胞。③成熟红细胞形态同髓述。④血小板散在、小簇可见。

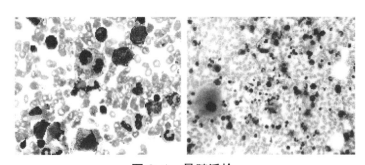

图 8-1　骨髓活检

（4）心电图：正常。

（5）超声检查：①心脏：左心室稍大，余房室腔内径正常，大血管根部内径及位置关系正常。各瓣膜回声光滑，启闭可。房室间隔连续完整。左心室壁厚度正常，运动协调。左心室收缩功能测值正常，心包腔内未探及明显异常。CDFI：各瓣膜未见明显异常血流信号。②腹膜后淋巴结：腹膜后可显示区可见数个淋巴结样回声，其一大小约 31 mm × 15.7 mm。③腹部：肝脏体积大，右叶斜径 158 mm，肝脏轮廓清晰，形态正常，包膜光滑，下缘角锐利，肝内管系清晰，肝内回声致密。肝外胆管内径正常。门静脉内径 12.8 mm。胆囊轮廓不清晰，胆囊壁厚约 6.5 mm，胆囊内未见明显胆汁充盈。胰腺大小正常，腺内回声均匀。脾脏厚径 50 mm，肋下 53 mm，脾长径 188 mm。腹腔内可见液性暗区，其中下腹部深约 55 mm。④双侧颈部、腋窝及腹股沟区淋巴结：双侧颈部可见多个淋巴结样回声，皮髓质界限清，右侧其一大小约 16 mm×5.5 mm，左侧其一大小约 14 mm×4.6 mm。双侧腋窝可见多个淋巴结样回声，皮髓质界限清，右侧其一大小约 16 mm×4.2 mm，左侧其一大小约 13.9 mm×4.2 mm。双侧腹股沟区可见多个淋巴结样回声，皮髓质界限清，右侧其一大小约 19 mm×3.9 mm，左侧其一大小约 7.9 mm×4.2 mm。

（6）CT（肺部＋肝胆胰脾）（图 8-2）：①考虑两肺炎症并陈旧性病变可能；②两肺结节，建议动态观察；③纵隔及双侧腋窝小淋巴结可见；④双侧胸膜增厚，左侧胸腔少量积液；⑤所见肝脾稍大，脂肪肝可能。

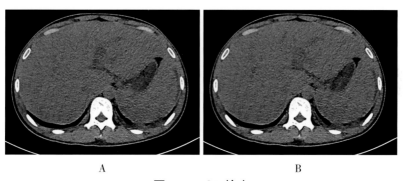

A   B

图 8-2　CT 检查

【进一步检查】

（7）PET-CT 检查（图 8-3）提示：①肝脾肿大，肝脏密度弥漫性减低，考虑肝功能受损，盆腔积液；②双侧腋窝、腋前间隙、腹腔、腹膜后和腹股沟多个淋巴结，部分代谢增高，多考虑炎症病变；③右肺中叶以及左肺上叶磨玻璃结节，代谢不高，多考虑炎症病变；④心包少量积液，双侧胸腔少量积液，心腔内密度低于心肌，考虑与贫血有关；⑤甲状腺密度欠均匀，代谢不高，多考虑良性病变；⑥余躯干及脑部 PET-CT 检测未见异常代谢征象。

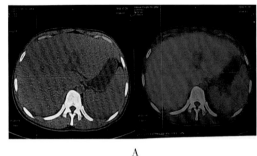 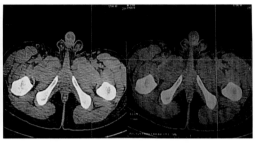

A   B

图 8-3   PET-CT 检查

第一次临床讨论：患者的诊断是什么？采取什么治疗方案？

【病例特点】患者为年轻男性，急性起病，以发热腹胀为主要临床表现。实验室检查示肝功能异常，血小板减少，肝脾大，多发淋巴结肿大。

结合患者病例特点，我们完善相关检查骨穿刺和 PET-CT 未见肿瘤性病变，外周血检查提示 EBV 病毒低滴度阳性。结合以上，考虑淋巴瘤及 EBV 病毒感染证据不足。对症给予保肝降酶激素治疗，患者体温恢复，肝功能恢复出院。出院带药口服甲泼尼龙 6 片每日 1 次，每周减量 1 片。

【出院诊断】①急性肝功能衰竭；②嗜血细胞综合征

【病情变化】患者出院后激素换用口服制剂后，仍然出现间断发热，体温波动于 38.5～37.0℃，无其他不适。2019 年 1 月 7 日第二次入院，就诊主诉为仍然间断发热。

入院后再次完善相关检查（2019 年 1 月 8 日）：

入院再次完善骨髓穿刺（图 8-4），髓片：①取材、涂片、染色良好。②骨髓增生活跃，G=34.8%，E=16.5%，G∶E=1.58∶1。③粒系增生减低，杆状核及分叶核比值减低，余各期细胞比值大致正常，部分细胞浆中颗粒较粗大。嗜酸细胞、嗜碱细胞可见。④红系增生活跃，各期细胞比值、形态大致正常。成熟红细胞大小不等，色素充盈尚可。⑤淋巴细胞比值明显增高，部分淋巴细胞形态欠规则，浆中可见少量粗大紫红色颗粒。⑥单核细胞比值增高，形态无明显异常。浆细胞可见。组织细胞易见。⑦全片见巨核细胞 166 个，分类 25 个，其中颗粒型巨核细胞 6 个，产板巨核细胞 19 个。血小板散在、小簇可见，形态大致正常。⑧未见寄生虫。

血片：①白细胞数无明显增减；②淋巴细胞比值增高，形态同髓述；③成熟红细胞形态同髓述；④血小板散在、小簇易见，PCT < 0.05 ng/ml，铁蛋白 444.2 ng/ml。

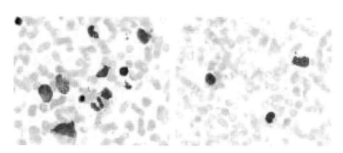

图 8-4　骨髓穿刺检查

肝功能：ALT 196 U/L，AST 78 U/L，AB 36.8 g/L，TBIL 27.6 μmol/L，DBIL 21.3 μmol/L，PA 162 mg/L，ALP 135 U/L，GGT 68 U/L。

血常规：白细胞计数 8.3×10^9/L，中性粒细胞计数 1.64×10^9/L，红细胞 3.98×10^{12}/L，血红蛋白 114.0 g/L，血小板 140×10^9/L。降钙素元 PCT < 0.05 ng/ml，血清铁蛋白 FRT 444.2 ng/ml（20 ～ 300 ng/ml）。

患者住院期间体温变化见图 8-5。

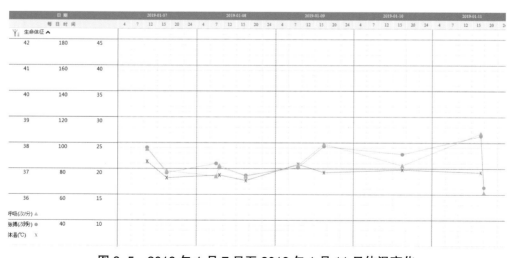

图 8-5　2019 年 1 月 7 日至 2019 年 1 月 11 日体温变化

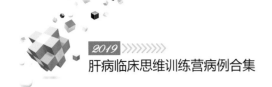
【诊治经过】

再次给予辅助性保肝降酶对症治疗，继续辅助激素治疗，患者要求出院，原因不详。

【病情变化】

第三次入院：2019 年 2 月 1 日无明显诱因再次出现发热，体温最高 39.5℃，伴腹胀，无畏寒、乏力、食欲减退，无咳嗽、咳痰等伴随症状，急来我院，急诊以"发热待查"为诊断收住我科。发病以来，神志清，精神一般，饮食欠佳，夜眠可，大便带血，小便正常，近期体重无明显改变。患者院外体温仍有波动，并有逐渐升高趋势，最高可达 39.5℃，腹胀加重，于 2019 年 2 月 5 日再次急诊入院。

入院后再次完善相关检查，提示 PCT 阴性（降钙素原定量：< 0.05 ng/ml）。

（1）血常规：白细胞计数 3.8×10⁹/L，中性粒细胞计数 0.83×10⁹/L，红细胞 3.34×10¹²/L，血红蛋白 100.0 g/L，血小板 99×10⁹/L。

肝功能：ALT 34 U/L，AST 22 U/L，余指标正常。铁蛋白 349 ng/ml，EBV-DNA 2.9+03 IU/ml，自身抗体谱阴性，ANCA 中 MPO 弱阳性。CRP 19.6 mg/L，PCT 阴性。再次骨穿仍未见显著异常。腹部 CT 提示①肝右叶异常灌注可能；②胆囊炎；③脾脏增大；④双下肺炎性病变可能，双侧胸腔少量积液。

肝功能：EBV-DNA 2.09 E+0.3（<5.00 E+0.2 IU/ml）血清铁蛋白 FRT 349.2 ng/ml（20 ～ 300 ng/ml）；ANCA（－），自身抗体均为阴性；免疫全套：IgA、IgM、IgG 均正常，补体 C3 0.839，补体 C4 正常。

腹部超声提示：①腹部：肝脏左叶大小约 114 mm×74 mm，右叶厚径 109 mm，斜径 148 mm，体积大，肝脏轮廓清晰，形态饱满，包膜光滑，下缘角钝，肝内管系欠清晰，肝内回声致密增强。肝外胆管内径正常。门静脉内径 14 mm。胆囊大小为 56 mm×24 mm，轮廓清晰，胆囊壁厚约 8 mm，呈"双边征"，胆囊内透声可。胰腺大小正常，腺内回声均匀。脾脏厚径 56 mm，脾静脉内径 10 mm，脾长径 186 mm。②双侧颈部、腋窝及腹股沟区淋巴结：双侧锁骨上区可见数个淋巴结样回声，皮髓质分界不清，右侧其一大小约 3.1 mm×2.5 mm，左侧其一大小约 13 mm×4 mm。双侧腋窝可见多个淋巴结样回声，部分皮髓质分界不清，右侧其一大小约 15 mm×5.7 mm，左侧其一大小约 5.9 mm×3.8 mm。双侧腹股沟区可见多个淋巴结样回声，部分皮髓质分界不清，右侧其一大小约 8.6 mm×5.0 mm，左侧其一大小约 8.8 mm×4.5 mm。诊断建议：①肝脏体积大，回声致密增强；②门静脉增宽；③胆囊壁水肿；④脾大并脾静脉增宽；⑤双侧锁骨上区、腋窝、腹股沟区异常淋巴结。结合以上检查考虑患者目前以发热伴肝脾大，异常淋巴结大。请外科多次的会诊，浅表淋巴结无触及，无法活检。考虑肝脏持续肿大，建议给予肝穿刺活检术。经过与家属的积极沟通，在 CT 引导下给予肝穿刺活检术。术后提示肝汇管区及肝窦内可见多量中等大小、核型不规则的淋巴细胞浸润，免疫组化提示为 T 细胞表型。结合 TCR 基因重排检测结果，倾向 T 细胞性非霍奇金淋巴瘤。EBERpb（－）。

分子病理结果显示：TCR 提示克隆性重排。

腹部 CT（图 8-6，图 8-7）：①肝右叶异常灌注可能；②胆囊炎；③脾脏增大；④双下肺炎性病变可能，双侧胸腔少量积液。

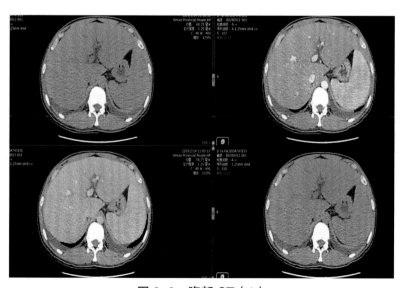

图 8-6　腹部 CT（1）

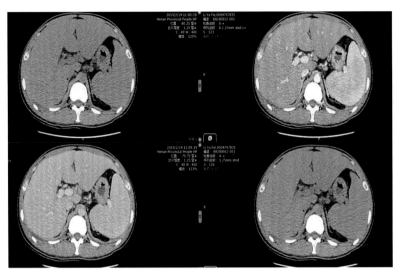

图 8-7　腹部 CT（2）

第二次临床讨论：间断发热的原因？鉴别诊断？初步可能的诊断？进一步处理？

【诊断与鉴别诊断】慢性活动性 EBV 病毒感染？淋巴瘤？

肝穿刺病理（图 8-8，图 8-9）：肝汇管区以及肝窦内可见多量中等大小、核型不规则的淋巴细胞浸润，免疫组化提示为 T 细胞表型。结合 TCR 基因重排检测结果，倾向 T 细胞性非霍奇金淋巴瘤。EBERpb（－）。分子病理结果显示：TCR 提示克隆性重排。

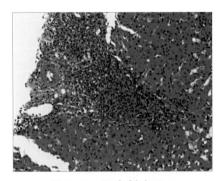

图 8-8　肝穿刺病理 A

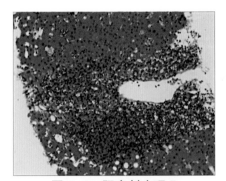

图 8-9　肝穿刺病理 B

【最终诊断】T 细胞性非霍奇金淋巴瘤。

三、诊疗体会

淋巴瘤的临床表现多种多样，分类复杂，不同的淋巴瘤类型临床表现不同，其实质是淋巴瘤细胞激活的免疫紊乱信号不同。临床上以肝大为主要临床表现的患者要考虑到肝源性淋巴瘤的可能性，尽早活检。伴有急性肝大的不明原因肝损伤应考虑到肿瘤浸润的可能。良好充分地医患沟通，争取患方的信任，宁做有创检查，不做无为治疗。

肝大鉴别诊断

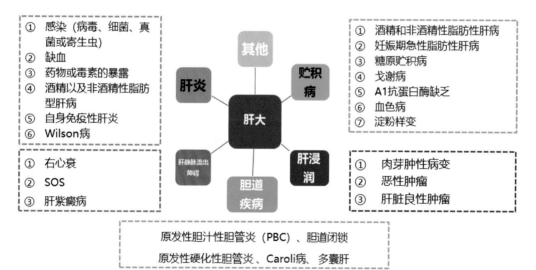

肝大鉴别诊断

其他
① 感染（病毒、细菌、真菌或寄生虫）
② 缺血
③ 药物或毒素的暴露
④ 酒精以及非酒精性脂肪型肝病
⑤ 自身免疫性肝炎
⑥ Wilson病

肝炎
① 右心衰
② SOS
③ 肝紫癜病

肝静脉流出障碍

贮积病
① 酒精和非酒精性脂肪性肝病
② 妊娠期急性脂肪性肝病
③ 糖原贮积病
④ 戈谢病
⑤ A1抗蛋白酶缺乏
⑥ 血色病
⑦ 淀粉样变

肝浸润
① 肉芽肿性病变
② 恶性肿瘤
③ 肝脏良性肿瘤

胆道疾病
原发性胆汁性胆管炎（PBC）、胆道闭锁
原发性硬化性胆管炎、Caroli病、多囊肝

【思考】患者早期的激素使用是否正确？患者的 EBV 病毒感染是否与淋巴瘤有关？

黄疸、肝功能异常查因

兰州市第一人民医院　林　燕　张月荣

一、病例基本信息

患者，女，57岁，汉族，主因"巩膜黄染20天，加重3天"于2017年3月2日入院。

【现病史】患者述入院前20天无明显原因出现上腹部不适，伴巩膜黄染、食欲减退、厌食油腻，小便颜色加深，粪色较前变浅，伴咳嗽、咳痰，痰少，呈白色黏液样，易咳出，无发热、乏力，无心慌、气短，无恶心、呕吐、腹痛、腹泻等症，在诊所输液治疗（具体药物及剂量不详）后，咳嗽、咳痰减轻，巩膜黄染未缓解，于入院前3天巩膜黄染加深，在外院就诊，门诊化验血常规正常，肝功能提示转氨酶、胆红素升高，乙肝三系统阴性（未见化验单），现为进一步诊治来我院就诊，急诊以"肝功能异常"收住我科。发病以来，食欲减退，睡眠一般，大便色浅，小便颜色加深，体重减轻约2.5 kg。

【既往史、个人史、家族史】否认高血压、糖尿病、冠心病，否认肝炎、结核等传染病史，否认手术、输血、外伤史，曾有青霉素、头孢菌素类药物过敏史，2016年12月在中医院诊断为"白癜风"，间断服用"白蚀丸"治疗。生于原籍，否认长期外地居住史，否认疫区居留史，否认特殊化学品及放射性接触史。否认吸烟，否认饮酒，家族史无特殊。

【入院查体】体温36.7℃，脉搏76次/分，呼吸18次/分，血压122/72 mmHg。发育正常，全身皮肤、巩膜黄染，无肝掌，未见蜘蛛痣，心、肺（一），腹部对称，无膨隆，未见皮疹，腹壁未见静脉曲张，全腹无压痛及反跳痛，肝脾肋下未触及，肝区叩痛（＋），移动性浊音（－），肠鸣音3次/分。双下肢无水肿，NS（－）。

【初步检查】血常规：白细胞计数（WBC）5.89×10^9/L，红细胞（RBC）4.92×10^{12}/L，血红蛋白（HGB）156 g/L，血小板（PLT）54×10^9/L；生化：尿素（UREA）3.2 mmol/L，肌酐（CREA）44 μmol/L，尿酸（UA）193 μmol/L，白蛋白（ALB）37.4 g/L，丙氨酸氨基转移酶（ALT）472 U/L，天门冬氨酸氨基转移酶（AST）566 U/L，总胆红素（TBIL）126.1 μmol/L，直接胆红素（DBIL）76.9 μmol/L，间接胆红素（IBIL）49.2 μmol/L，GGT 365 U/L，ALP 229 U/L；凝血四项：国际标准化比值（INR）1.26，凝血酶原时间（PT）15.3秒，凝血酶原活动度（PTA）60.1%；腹部超声示肝实质回声略粗（图9-1）；脾大；慢性胆囊炎。

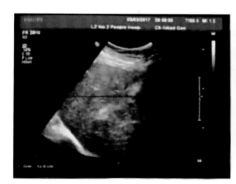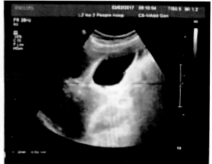

图9-1　腹部超声

二、临床讨论

第一次临床讨论：根据患者病史、临床表现及初步实验室检查，结合其既往病史及服药史，入院初步诊断考虑是什么？下一步处理？

【入院诊断】急性黄疸型肝炎

【病例特点】患者为中年女性，"白癜风"皮肤病史4个月，发病前间断服用"白蚀丸"；白蚀丸药品说明书提示服用该药可出现食欲缺乏、恶心、

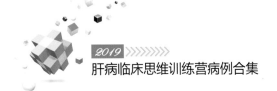

厌油、肝区疼痛、转氨酶升高等肝生化指标异常。发病时伴上呼吸道感染症状，皮肤、巩膜黄染，伴食欲减退、厌油腻，小便色深，粪色变浅，肝区叩痛（＋），无出血倾向。肝功能：ALB 37.4 g/L，ALT 472 U/L，AST 566 U/L，TBIL 126.1 μmol/L，DBIL 76.9 μmol/L，IBIL 49.2 μmol/L，乙肝三系统均阴性。重点排查以下疾病：

1. 药物性肝损伤（drug-induced liver injury，DILI）：发病前曾服用药物或保健品，急性 DILI 的临床表现通常无特异性，潜伏期差异很大，短至一至数日、长达数月，多数患者可无明显症状，部分患者可有乏力、食欲减退、厌油、肝区胀痛及上腹部不适等消化道症状，淤胆明显者可有全身皮肤黄染、大便颜色变浅和瘙痒等，慢性 DILI 可表现为慢性肝炎、肝纤维化、代偿性和失代偿性肝硬化。

2. 自身免疫性肝炎：该病是一种针对肝细胞自身免疫反应所介导的肝脏实质炎症，患者多为女性，可有乏力、嗜睡、全身不适等，查体可发现肝大、脾大、腹水等体征，偶见周围性水肿，约 1/3 患者被诊断时已存在肝硬化表现，实验室检查肝炎系列正常，抗核抗体、抗平滑肌抗体等可阳性，球蛋白多高于正常值上限的 1.5 ～ 2 倍，肝活检示界面性肝炎为特点。

3. 病毒性肝炎：该病是由病毒引起的一种传染病，患者可出现乏力、食欲减退、恶心等症状，病初可有伴有发热，肝大并有压痛和肝区叩击痛，血清转氨酶显著升高，可分为黄疸型和非黄疸型，影像学检查可见肝脏弥漫性病变，肝炎系列标志物阳性。

【完善相关检查】

1. 病毒学：乙肝病毒表面抗原（HBsAg）、甲肝病毒抗体（抗 -HAV IgM）、丙肝病毒抗体（抗 -HCV）、戊肝病毒抗体（抗 -HEV IgM）、呼吸道合胞病毒、EB 病毒及柯萨奇病毒均阴性。

2. 自身抗体：抗核抗体阳性（ANA）（1∶80），抗胃壁细胞抗体（PCA）阳性，抗线粒体抗体（AMA）等阴性。

3. 免疫球蛋白：IgG 15.01 g/L。

4. 肿瘤标志物：甲胎蛋白（AFP）43.18 ng/ml，糖类抗原 199（CA199）

48.85 U/ml，糖类抗原 50（CA50）75.55 U/ml。

5.肝组织活检：镜下肝细胞可见碎片状及桥接样坏死，并纤维组织增生，假小叶形成，结节大小不一，局部肝细胞轻度异型增生，多数淋巴细胞浸润。网状纤维及 Masson 染色窦周纤维、汇管区纤维明显增生（图 9-2）。病理诊断：慢性肝炎并肝硬化（G3S4）。

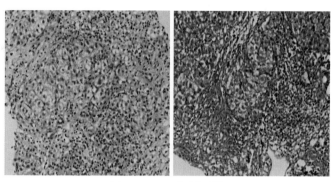

图 9-2　肝穿刺活检

6.胃镜检查：胃镜诊断：慢性萎缩性胃炎（图 9-3）。

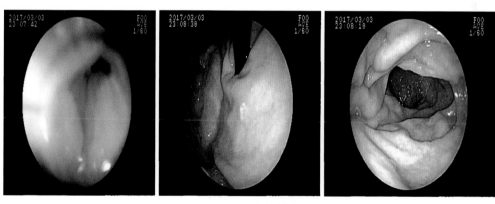

图 9-3　胃镜检查

【治疗】停用白蚀丸，给予双环醇口服，复方甘草酸苷、多烯磷脂酰胆碱静滴保肝、降酶。

【复查】肝功能（2017 年 3 月 6 日）：ALB 35.3 g/L，GLB 24.6 g/L，ALT

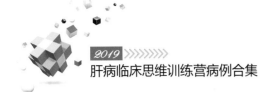

221 U/L，AST 144 U/L，TBIL 77.5 μmol/L，DBIL 43.7 μmol/L，TBA 34.53 μmol/L，GGT 286 U/L，ALP 181 U/L。

第二次临床讨论：最可能的诊断是什么？进一步处理？

总结本例病例特点：患者为中年女性，有"白癜风"病史，发病前有明确服用肝损伤药物史，化验肝炎病毒标记物均阴性，非嗜肝病毒阴性，抗核抗体阳性，肝穿刺活检提示界面性肝炎。在停用"白蚀丸"并予以保肝、降酶等治疗后，复查肝功转氨酶及胆红素指标较入院时降低 50% 以上。我们根据自身免疫性肝炎简化诊断标准评分（6分）、RUCAM 量表（10分）、DILI 类型及严重程度分类（表 9–1，表 9–2）。

表 9–1　自身免疫性肝炎简化诊断标准评分

变量	标准	分值	备注
ANA 或 ASMA	≥ 1 : 40	1分	相当于我国常用的 ANA 1 : 100 的最低滴度；
ANA 或 ASMA	≥ 1 : 80		
LKM-1	≥ 1 : 40	2分	多项同时出现时最多 2 分；
SLA 阳性	阳性		
IgG	>正常值上限	1分	
	> 1.10 倍正常值上限	2分	
肝组织学	符合 AIH	1分	界面性肝炎、汇管区和小叶内淋巴 – 浆细胞浸润、肝细胞玫瑰样花环及穿入现象被认为是特征性肝组织学改变，4 项中具备 3 项为典型表现。
	典型 AIH 表现	2分	
排除病毒性肝炎	是	2分	
		=6 分：AIH 可能	
		≥ 7 分：确诊 AIH	

表 9-2　RUCAM 量表

指标	评分	指标	评分
1.药物治疗与症状出现的时间关系		5.除外其他非药物因素	
（1）初次治疗 5～90 天；后续治疗 1～15 天	+2	甲型、乙型或丙型病毒性肝炎，胆道阻塞，酒精性肝病（AST/ALT ≥ 2），近期高血压或心脏病发作史，潜在其他疾病，CMV、EBV 或 HSV 感染	
（2）初次治疗＜5 天或＞90 天；后续治疗＞15 天	+1		
（3）停药时间 ≤ 15 天	+1		
2.病程特点		（1）除外以上所有因素	2
（1）停药后 8 天内 ALT 从峰值下降 ≥50%	+3	（2）可除外 4～5 个因素	1
		（3）可除外 1～4 个因素	−2
（2）停药后 30 天内 ALT 从峰值下降 ≥50%	+2	（4）高度可能为非药物因素	−3
		6.药物肝毒性的已知情况	
（3）持续用药 ALT 下降水平不确定	0	（1）在说明书中已注明	2
3.危险因素		（2）曾有报道但未在说明书中注明	1
（1）饮酒或妊娠	+1		
（2）无饮酒或妊娠	0	（3）无相关报告	0
（3）年龄 ≥ 55 岁	+1	7.再用药反应	
（4）年龄＜55 岁	0	（1）阳性（单纯用药后 ALT 升高＞2 倍正常值）	+2
4.伴随用药			
（1）伴随用药与发病时间符合	−1	（2）可疑阳性（ALT 升高＞2 倍正常值。但同时伴有其他因素）	+1
（2）已知伴随药的肝毒性且与发病时间符合	−2		
		（3）阴性（ALT 升高＜2 倍正常值）	−2
（3）有伴随用药导致肝损伤的证据（如再用药反应等）	−3		
		（4）未再用药	0

最后判断：>8 高度可能；6～8 可能性大；3～5 可能；1～2 不大可能；≤0 可除外

国际医学组织理事会（CIOMS）对于 DILI 的判断标准：①肝细胞损伤型，ALT ≥ 3 ULN 且 R ≥ 5；②胆汁淤积型，ALP ≥ 2 ULN 且 R ≤ 2；③混合型，ALT ≥ 3 ULN，ALP ≥ 2 ULN，且 2 ＜ R ＜ 5。

如 ALT 和 ALP 达不到以上标准，称为"肝脏生化学检查异常"。

R ＝（ALT 实测值 /ALT ULN）/（ALP 实测值 /ALP ULN）

DILI 严重程度分级标准：

0级（无肝损伤）：患者对暴露药物可耐受，无肝毒性反应。

1级（轻度肝损伤）：血清 ALT 和（或）ALP 呈可恢复性升高，TBIl < 2.5 ULN（2.5 mg/dl 或 42.75 μmol/L），且 INR < 1.5。多数患者可适应。可有或无乏力、虚弱、恶心、厌食、右上腹痛、黄疸、瘙痒、皮疹或体质量减轻等症状。

2级（中度肝损伤）：血清 ALT 和（或）ALP 升高，TBIL ≥ 2.5 ULN，或虽无 TBIL 升高但 INR ≥ 1.5。上述症状可有加重。

3级（重度肝损伤）：血清 ALT 和（或）ALP 升高，TBIL ≥ 5 ULN（5 mg/dl 或 85.5 μmol/L），伴或不伴 INR ≥ 1.5。患者症状进一步加重，需要住院治疗或住院时间延长。

4级（ALF）：血清 ALT 和（或）ALP 水平升高，TBIL ≥ 10 ULN（10 mg/dl 或 171 μmol/L）或每日上升 ≥ 1.0 mg/dl（17.1 μmol/L），INR ≥ 2.0 或 PTA < 40%，可同时出现腹水或肝性脑病；或与 DILI 相关的其他器官功能衰竭。

5级（致命）：因 DILI 死亡，或需接受肝移植才能存活。

DILI 和 AIH 在组织学上有一定的相似之处，但小叶内浆细胞浸润、玫瑰花环和侵入现象是 AIH 的特征性表现，而汇管区中性粒细胞的浸润及肝内胆汁淤积多见于 DILI（图 9-4，图 9-5）。

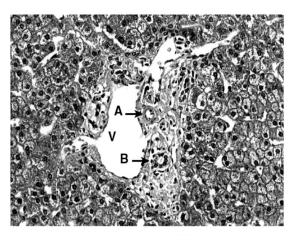

图 9-4 正常汇管区

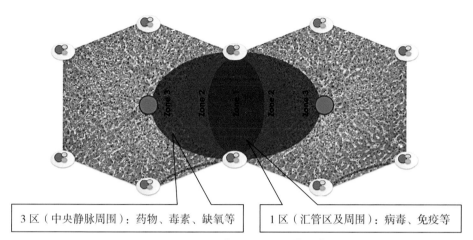

3区（中央静脉周围）：药物、毒素、缺氧等   1区（汇管区及周围）：病毒、免疫等

图 9-5　DILI 与 AIH 组织学特点

【修订诊断】

1. 药物性肝损伤。

2. 自身免疫性肝炎可能。

3. 肝硬化 早期。

【治疗】复方甘草酸苷、多烯磷脂酰胆碱静滴，熊去氧胆酸胶囊口服。

【复查】肝功能（2017 年 3 月 14 日）ALB 40.7 g/L，GLB 24.1 g/L，ALT 35 U/L，AST 40 U/L，TBIL 43.3 μmol/L，DBIL 23.9 μmol/L，IBIL 19.4 μmol/L，TBA 25.88 μmol/L，GGT 213 U/L，ALP 137 U/L，PA 110 mg/L。患者于 2017 年 3 月 15 日出院，出院后予以熊去氧胆酸胶囊、甘草酸二胺胶囊口服。出院后随访 6 个月（表 9-3）。

表 9-3　患者出院后肝功能随访

日期	ALT（U/L）	AST（U/L）	TBIL（μmol/L）	DBIL（μmol/L）	IBIL（μmol/L）	ALB（g/L）	ALP（U/L）	GGT（U/L）	GLO（g/L）	IgG（g/L）
4 月 3 日	57	68	43.2	15.8	27.4	48.2	118	61	28.4	
5 月 15 日	25	23	31.9	9.8	22.1	50.7	102	38	26.7	
6 月 13 日	22	15	29.2	7.3	21.9	47.5	108	25	24.6	
10 月 24 日	19	15	32.4	7.1	25.3	49.9	101	20	25	10.12

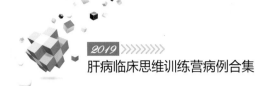

【最终诊断】

1. 自身免疫性肝炎肝硬化（AIH 简化系统评分 6 分）；

2. 药物性肝损伤 肝细胞型，急性，RUCAM 评分 10 分，严重程度 3 级。

三、诊疗体会

AIH 通常是一种慢性肝脏疾病，DILI 常表现为急性发作，但约 10% AIH 可以急性发病；同样，慢性 DILI 常见于长期服用某种药物（如抗结核药物、肿瘤化疗药物、中成药物等）。DILI 和 AIH 所具有的相似临床表现、肝组织学的非特异性、自身抗体特异性差及药物与肝损伤之间因果关系判断的困难，均是两种疾病容易混淆的原因。此外，自身免疫样药物性肝损伤、药物诱导自身免疫性肝炎需要临床仔细甄别，方可获得正确诊断。

肝功能异常原因待查

浙江大学医学院附属邵逸夫医院 皮博睿 吕芳芳

一、病例基本信息

患者，男，19 岁，浙江衢州人，大学生。因"发现肝功能异常十余年"于 2018 年 8 月 26 日入院。

【现病史】患者 10 余年前体检发现肝功能异常，自诉转氨酶 200 U/L 左右，否认腹痛腹胀、恶心呕吐、眼黄尿黄、皮肤瘙痒、发热皮疹等不适；先后于多家医院肝病科就诊，查病毒性肝炎标志物，自身免疫性肝病抗体、肝胆胰脾 B 超等未见异常，间断护肝降酶治疗效果不佳，监测转氨酶水平最低 100 U/L，一般为 200 U/L；自发病以来，神清，精神可，胃纳可，睡眠可，二便无殊，体重无明显减轻。

【既往史、个人史、家族史】否认高血压、糖尿病、冠心病，无病毒性肝炎病史及其密切接触史，否认结核病史及其密切接触史，否认手术、外伤、血制品输注史，否认过敏史。否认毒物、粉尘及放射性物质接触史，否认吸烟、饮酒史。父母体健，妹妹体健，否认遗传性疾病家族史。

【入院查体】体温 36.7℃，呼吸 20 次 / 分，脉搏 78 次 / 分，血压 120/75 mmHg；身高 166 cm，体重 53 kg，BMI 19.2；浅表淋巴结未及肿大，皮肤巩膜无黄染，未见肝掌、蜘蛛痣；腹平软，未见腹壁曲张静脉，未及明显压痛反跳痛，肝脾肋下未及，移动性浊音阴性，双下肢无水肿；心肺查体无殊、神经系统查体无殊。

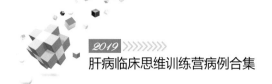

【实验室检查】肝功能：谷丙转氨酶（ALT）97 U/L，谷草转氨酶（AST）197 U/L，碱性磷酸酶（ALP）58 U/L，谷氨酰转肽酶（GGT）33 U/L，总胆红素 20.9/μmol/L，直接胆红素 7.5 μmol/L，白蛋白 43 g/L，球蛋白 25 g/L；血常规、尿常规、大便常规、凝血功能、CRP、血沉均正常；乙肝三系、丙肝抗体、巨细胞病毒抗体 IgM、EB 病毒抗体 IgM 均阴性。抗核抗体谱、自身免疫性肝病抗体、免疫球蛋白、补体均正常；铜蓝蛋白轻度下降 0.2 g/L（参考范围 0.22 ～ 0.58 g/L）；转铁蛋白饱和度正常；肝胆脾 B 超未见明显异常。

二、临床讨论

第一次临床讨论：患者男性，19 岁，大学生；发现肝功能异常 10 余年；父母和妹妹体健，否认遗传性疾病家族史；查体无肝掌、蜘蛛痣、腹壁曲张静脉等慢性肝病体征；辅助检查：ALT 97 U/L，AST 197 U/L，铜蓝蛋白轻度下降 0.20 g/L。患者肝功能异常的原因是什么？需要进一步做哪些检查？

【初步诊断】肝功能异常原因待查：肝源性？非肝源性？

【病例特点】该患者幼年发病，肝功能异常以 AST 升高为主；除了肝脏，AST 还在心肌、骨骼肌、肾脏等组织分布。该患者除了铜蓝蛋白轻度下降外，初步筛查时未发现其他常见肝损伤原因，因此下一步重点评估心肌和骨骼肌等其他系统有无受累表现。

【进一步检查】根据以上分析我们重新询问病史和进行体格检查，并进一步完善相关检查。

（1）病史：患者运动后肌肉酸痛明显，无活动后胸闷气急，无下肢水肿。

（2）查体：四肢肌力 V 级，腓肠肌肥大，腓肠肌压痛阳性，无颈静脉怒张，心脏浊音界大小正常，各瓣膜听诊区未闻及病理性杂音。

（3）肌酸激酶（CK）2779 U/L；肌酸激酶同工酶（CKMB）和肌钙蛋白正常；心超：轻度二尖瓣、三尖瓣反流；肌电图：上下肢肌源性损伤；上腹部 MRI 增强：肝脏细小囊肿；24 小时尿铜正常；K–F 环阴性。

第二次临床讨论：患者肝功能以 AST 升高为主，同时 CK 明显升高，该患者肝功能异常的原因考虑？

根据上一轮检查，我们发现患者 CK 明显升高，肌电图上下肢肌源性损伤，提示骨骼肌损伤证据确凿。患者幼年发病，骨骼肌受累明确，肝脏是否受累尚不确定，下一步重点鉴别可以引起 CK 升高的疾病，尤其是遗传性疾病。①同时累及肝脏和肌肉的遗传代谢性疾病：糖原累积症？脂质沉积症？线粒体病？②仅累及肌肉的疾病：遗传性肌病？炎症性肌病？

【进一步检查】根据以上分析，我们接下来进行了腓肠肌活检、肝脏活检、外显子组测序。腓肠肌病理（图 10-1）：① HE 染色，轻度大小不等，萎缩纤维呈角形和钝圆形，未见肌纤维变性坏死；内膜和束膜未见炎细胞浸润，间质小血管未见明显异常。② MGT 染色，可见数枚不整红边纤维。③ NADH、SDH 染色，两型肌纤维比例适中，伴小群组化分布，散在 I 型纤维浓染或周边深染。④ COX 染色，部分肌纤维着色淡。⑤ PAS 染色：未见特殊。⑥ ORO 染色：部分肌纤维胞浆内脂质细密。⑦ ACP 染色：部分纤维浆膜下可见少量阳性颗粒。结论：①肌源性损伤；②轻度神经源性肌纤维改变。肝脏病理（图 10-2）：汇管区正常大小，炎症细胞浸润不明显；肝小叶结构存在，肝细胞可见水样变性及气球样变，偶见点状坏死。分析上述病理结果：肌肉组织未见炎性细胞浸润，不符合炎症性肌病表现，遗传性肌病不能排除；肝脏仅轻度水样变性和气球样变，无糖原累积症等疾病特异性表现。

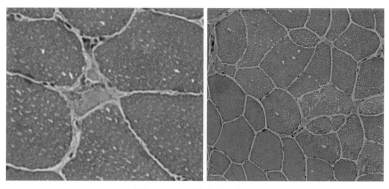

图 10-1　腓肠肌病理

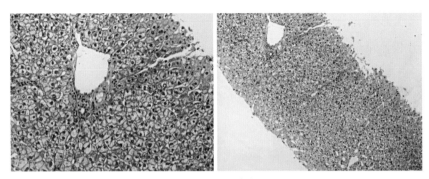

图 10-2　肝脏病理

患者住院行活检期间，其外婆从家乡赶来探病。在交流病情的过程中，外婆提到家族中多名男性有"肌无力"症状。于是详细询问外婆的家族史，描绘出家系图（图 10-3），该家族中有多名男性发病，女性携带者，符合 X 染色体连锁隐性遗传病特点。

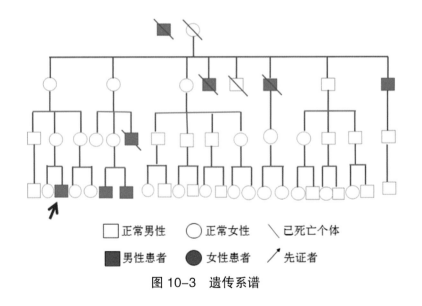

□ 正常男性　　○ 正常女性　　╲ 已死亡个体

■ 男性患者　　● 女性患者　　╱ 先证者

图 10-3　遗传系谱

综合以上检查结果，归纳疾病特点：年轻男性，自幼发病，表现为运动后肌肉酸痛，查体腓肠肌肥大，腓肠肌压痛阳性，CK 明显升高，肌电图和肌肉活检提示肌源性损伤，肌肉组织无炎症细胞浸润，肝活检无严重肝损伤表现，外婆家族中多名男子有"肌无力"症状，符合 X 染色体连锁隐性遗传病特点。临床诊断：假肥大型肌营养不良症。

1个月后外显子测序结果回报（表10-1）：患者抗肌萎缩蛋白（*DMD*）基因第60～76外显子半合子重复。患者外婆、母亲和妹妹均携带相同变异。基因检查结果符合假肥大型肌营养不良症。

表10-1　医学全外显子测序

检测项目：医学全外显子测序　　　　　　　　　　检测技术：NGS+MLPA

检测结果：在受检者中检出 *DMD* 基因第60～76号外显子半合子重复

姓名	家系关系	基因	外显子/内含子	染色体位置	转录本编号	核苷酸改变	氨基酸改变	杂合/纯合	变异类型	变异来源	人群中频率
汪某	先证者	*DMD*	Exon60-76	/	NM_004006.2	c.(8936_8938)_(10921_10922-42)dup	/	半合子重复	疑似致病突变	母亲	/
汪某	母亲	*DMD*	Exon60-76	/	NM_004006.2	c.(8936_8938)_(10921_10922-42)dup	/	杂合重复	疑似致病突变	母亲	/
汪某	妹妹	*DMD*	Exon60-76	/	NM_004006.2	c.(8936_8938)_(10921_10922-42)dup	/	杂合重复	疑似致病突变	母亲	/
刘某	外婆	*DMD*	Exon60-76	/	NM_004006.2	c.(8936_8938)_(10921_10922-42)dup	/	杂合重复	疑似致病突变		/

注：参考基因版本为GRCh37/hg19。杂合/纯合：杂合突变/缺失/重复、纯合突变/缺失/重复、半合子突变/缺失/重复、未检出；变异类型：致病突变、疑似致病突变、临床意义未明突变、疑似良性突变、良性突变。

【最终诊断】假肥大型肌营养不良症 Becker 型。

【治疗与随访】该患者目前四肢肌力 V 级，仅活动后出现肌肉酸痛，心肌和呼吸肌暂无受累表现，考虑 Becker 型假肥大型肌营养不良症，与 Duchenne 型相比临床表现轻、预后较好。未给予糖皮质激素治疗，转诊至神经内科长期随访，并建议患者及其妹妹接受遗传咨询。

三、诊疗体会

假性肥大型肌营养不良症（pseudohypertmphy muscular dystrophy）是最为常见的遗传性肌病，包括杜兴型肌营养不良症（Duchenne muscular dystrophy,

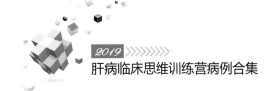

DMD）和贝克型肌营养不良症（Becker muscular dystrophy，BMD），二者均是由于抗肌萎缩蛋白基因（*DMD*）突变所致的 X 连锁隐性遗传病，以进行性肌无力和肌萎缩为主要临床特征。女性发生一个致病的杂合突变称为携带者，其本身一般不会发病（约有 8% 女性携带者表型为轻重不同的症状），但有 50% 可能将致病突变传递给下一代。男性发生致病的半合子突变，症状一般较典型，会将致病突变传递给女儿，而不会传递给儿子。

DMD 基因突变使抗肌萎缩蛋白功能缺乏或丧失，造成肌细胞不稳定，从而导致肌细胞坏死或功能缺失而发病。DMD 患儿通常 5 岁前发病，早期的主要表现为下肢近端和骨盆带肌萎缩无力、小腿腓肠肌假性肥大、鸭步和 Gowers 征，晚期可出现全身骨骼肌萎缩，通常在 20 多岁死于呼吸衰竭或心力衰竭。BMD 患儿的临床过程与 DMD 相似，但发病稍晚，症状较轻，病情进展缓慢。*DMD* 基因突变形式多样，我国 DMD 患者中缺失突变约占 60%，重复突变约占 10%，点突变约占 20%，微小突变约占 10%。假肥大型肌营养不良症至今尚无治愈的方法，提倡多学科综合治疗，以神经科医生为主，联合呼吸科、心内科、康复科等医务工作者，在疾病的不同阶段给予相应的指导。

假肥大型肌营养不良症因肌细胞受损导致 AST 升高，部分患者因肝功能异常至肝病科就诊。尤其是 Becker 型轻症患者，肌肉症状轻微隐匿，易漏诊误诊。《2016 年美国胃肠病学会指南：异常肝生化指标的评估》中明确指出，AST 存在于肝脏、心肌、骨骼肌、肾、脑等器官和组织中，而 ALT 主要存在于肝脏中，因此，ALT 是肝细胞损伤更具有特异性的标志物，仅有 AST 升高而不伴 ALT 升高提示可能存在心肌或骨骼肌损伤。指南还归纳总结了引起 ALT 和 AST 升高的常见肝脏疾病及肝外疾病（图 10-4）。这个病例提醒肝病科医生，在面对不明原因肝功能异常病例，尤其以 AST 升高为主时，鉴别诊断还需要包括肝外疾病。

Hepatic (generally ALT>AST)

NAFLD

  Steatosis

  NASH

Chronic viral hepatitis

Acute viral hepatitis

Medications and drug-induced liver injury

  Prescription medications

  Herbal products and supplements

  Over-the-counter agents

Toxic hepatitis (amanita exposure)

Hemochromatosis

Autoimmune hepatitis

Wilson's disease

Alpha-1-antitrypsin deficiency

Celiac disease

Acute bile duct obstruction

Liver trauma

Post-liver surgery

Veno-occlusive disease/sinusoidal obstruction syndrome

Diffuse infiltration of the liver with cancer

HELLP syndrome

Acute fatty liver of pregnancy

Sepsis

Hemophagocytic lymphohistiocytosis

Non-hepatic

Skeletal muscle damage/rhabdomyolysis

Cardiac muscle damage

Thyroid disease

Macro-AST

Strenous exercise

Heat stroke

Hemolysis

Adrenal insufficiency

Hepatic (generally AST>ALT)

Alcoholic liver disease

Cirrhosis (of any etiology)

Ischemic hepatitis

Congestive hepatopathy

Acute Budd-Chiari syndrome

Hepatic artery damage/thrombosis/occlusion

TPN

图 10-4　ALT 和 AST 升高的常见疾病

间断发热、咳嗽伴皮肤巩膜黄染待查

上海市公共卫生临床中心　刘　萍　裴　宁　黄　威　卢水华

一、病例基本信息

患者，男，汉族，22岁，主因"间断发热、咳嗽1个月余，全身皮肤黄染20余天"于2018年5月16日入院。

【现病史】2018年3月患者因发热、咳嗽、盗汗、乏力在当地医院住院。行肺CT提示：双肺病变。血常规及肝肾功：正常。痰抗酸杆菌涂片：（++）。诊断"肺结核"，予以HRZE抗结核治疗3天后，出现全身皮肤巩膜黄染伴乏力、食欲缺乏等症状，复查肝功能提示转氨酶及胆红素明显升高；故停用结核药物，给予退黄、护肝、降酶等对症支持治疗，效果欠佳。2018年5月16日，患者及其家属为进一步诊治，就诊于我院。

【既往史、个人史、家族史】体健，否认肝炎、结核病等传染病史。个人史及家族史：无特殊。

【入院查体】慢性病面容，消瘦；全身皮肤巩膜黄染，全身浅表未触及肿大淋巴结；双肺呼吸音清晰，心律齐；腹韧，上腹部压痛，肝脾大，移动性浊音阴性；双下肢无水肿。

【实验室检查】

（1）血常规：白细胞 10.22×10^9/L，中性粒细胞百分比53.4%，嗜酸性粒细胞百分比 32.1%，红细胞 3.27×10^{12}/L，血红蛋白 86 g/L，血小板 322×10^9/L。

（2）肝功能：ALT 98 U/L，AST 200 U/L，ALP 895 U/L，GGT 148 U/L，AL 35 g/L，TBIL 390.1 μmol/L，DBIL 335.8 μmol/L，TBA126.6 μmol/L。

（3）血沉：51 mm/h。

（4）尿常规：尿胆元 4+，尿胆红素 3+，尿隐血（－），尿白细胞（＋）。

（5）HIV（－），梅毒（－）。

（6）甲、乙、丙、戊肝筛查阴性。

（7）肝病自身抗体阴性；ENA 全套阴性。

（8）CMV-DNA、EBV-DNA 阴性。

（9）血氨：55μmol/L。

（10）凝血功能：PT 15 秒，INR 1.2。

（11）血肿瘤标志物：CA15-3 24.5 U/ml，CA199＞1200 U/ml，AFP 0.88 ng/L，CEA 1.07 ng/L。

（12）血铜蓝蛋白：0.46 g/L，IgG4：0.431 g/L。

（13）铁蛋白 1092 ng/ml。

（14）PCT 0.71 ng/ml。

（15）T-SPOT（＋）。

（16）血液重金属指标检查：血铅 26 μg/L，镉 0.9 μg/L，钙 1.71 mmol/L，镁 1.28 mmol/L，铁 5.69 mmol/L，铜 31.34 μmol/L，锌 101.3 μmol/L。

（17）胸部 CT（2018 年 3 月 29 日，图 11-1）示：两侧胸廓对称，未见明显骨质异常，气管及主支气管通畅，两肺上叶及下叶背段可见多发粟粒、结节影及磨玻璃密度影。

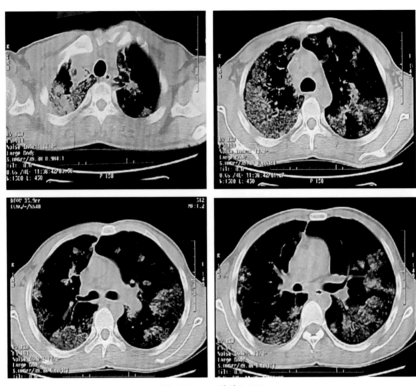

图 11-1　胸部 CT

二、临床讨论

第一次临床讨论：入院初步考虑？进一步处理？

【入院诊断】发热、咳嗽、黄疸、肝功能异常待查。

【病例特点】①患者为青年男性；②有咳嗽、咳痰的呼吸道症状及发热、盗汗、乏力的结核中毒症状，抗结核治疗后出现肝功能异常、黄疸；③查体：全身皮肤及巩膜黄染，双肺呼吸音清晰，未闻及干、湿性啰音，肝脾大；④胸部 CT 见两肺广泛病灶；⑤痰抗酸杆菌涂片阳性；⑥血 T-SPOT 阳性；⑦血沉快。

诊疗思路：①肺部疾病性质：感染性？非感染性？进一步检查：气管镜或肺穿刺检查。②肝脏疾病性质：药物性肝损？肝结核？其他？进一步检查：肝穿刺。③胆道疾病：梗阻性黄疸原因，感染？肿瘤？进一步检查及处理：介入胆道引流？进一步手术治疗？

【进一步完善肺部相关检查】

（1）胸部 CT（2018 年 5 月 29 日，图 11-2）：两侧胸廓对称，未见明显骨质异常，气管及主支气管通畅，两肺上叶及下叶背段可见多发粟粒、结节影及磨玻璃密度影。右侧胸腔少许积液，右侧胸膜增厚粘连。诊断：两肺肺结核，右侧胸膜炎。

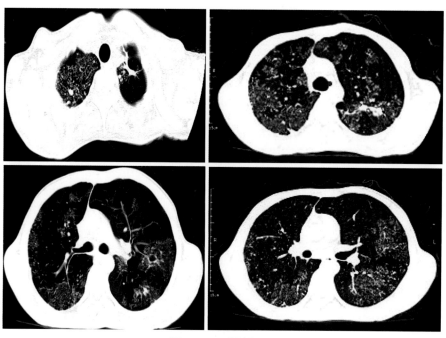

图 11-2　胸部 CT

（2）气管镜检查（图 11-3）：气管黏膜光滑伴黄染，软骨环清晰，未见新生物，管腔通畅，隆凸锐利。两侧主支气管软骨环清晰，黏膜黄染光滑，未见出血，未见新生物，管腔通畅。两肺各叶、段各级支气管管腔通畅，黏膜黄染光滑，未见新生物，未见出血点。右上叶前段刷检、灌洗。留检后痰。诊断：镜下未见明显异常。

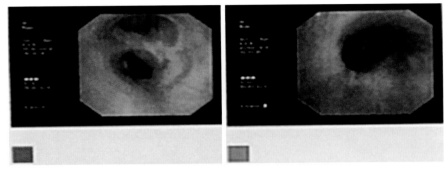

图 11-3 气管镜检查

【诊断分析（肺部病灶）】

（1）患者为青年男性。

（2）有咳嗽、咳痰的呼吸道症状及发热、盗汗、乏力的结核中毒症状。

（3）肺部查体：双肺呼吸音清晰，未闻及干、湿性啰音。

（4）胸部 CT 符合结核病影像特点：病灶在结核好发部位，即上叶尖后段、下叶背段、后基底段；病灶多段侵犯，上叶、下叶均有病灶；多形性改变（同时呈现渗出、增生和干酪性病变）有结节、斑片、粟粒、磨玻璃影；可伴胸腔积液、胸膜增厚与粘连；病变吸收慢（1 个月内变化较小）。

（5）痰抗酸杆菌涂片 2+。

【治疗方案】

（1）保肝退黄：复方甘草酸苷、丁二磺腺苷蛋氨酸。

（2）抗结核：乙胺丁醇、左氧氟沙星、阿米卡星。

（3）抗感染：比阿培南。

【进一步完善肝胆系统相关检查】

（1）上腹部 CT 平扫（图 11-4）。

（2）上腹部增强 CT（图 11-5）：肝脾大；肝内多发胆管扩张伴感染；肝门胆管壁、胆总管壁明显增厚强化；后腹膜及肠系膜根部多发肿大淋巴结，考虑感染所致肝内脉管系统炎症可能大。

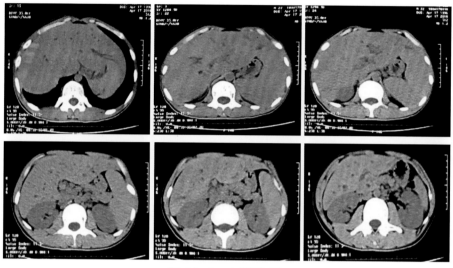

图 11-4　上腹部 CT

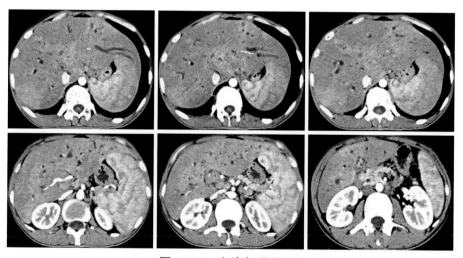

图 11-5　上腹部增强 CT

（3）上腹部 MRCP（图 11-6）：胆道梗阻，梗阻水平位于肝门部；肝门胆管壁明显增厚及肝门部结节伴肝门胆管狭窄；肝内门脉周围汇管区弥漫异常信号；门静脉血管炎症，结合病史考虑结核，自身免疫性炎症不除外，肝脾增大。

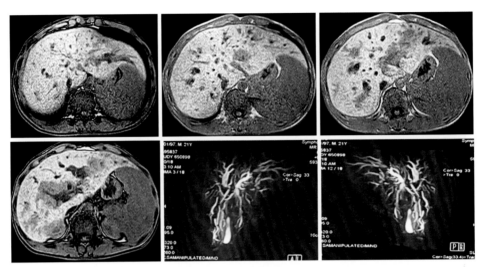

图 11-6　上腹部 MRCP

（4）腹部超声（图 11-7）：肝内胆管扩张——符合阻黄（原因分析：胆总管扩张伴其内充满异常回声——考虑结核可能大）、肝大；肝内异常回声区域——考虑肝结核待排、胆囊萎缩；胆囊壁水肿；胆囊内无胆汁；脾轻度大；腹腔未见积液；后腹膜淋巴结肿大。

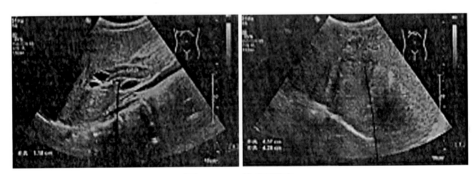

图 11-7　腹部超声

（5）经皮肝穿刺胆道引流（图11-8）。

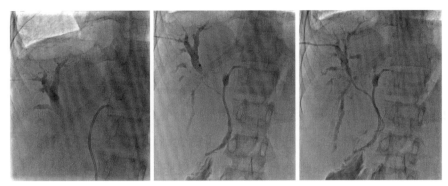

图 11-8　经皮肝穿刺胆道引流

【进一步神经系统疾患排查】

（1）头颅磁共振检查（图11-9）。

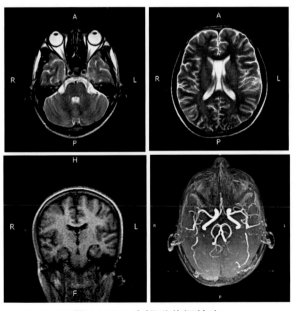

图 11-9　头颅磁共振检查

（2）腰椎穿刺：颅内压 50 mmH$_2$O；脑脊液无色，透明，白细胞 2×10^6/L；潘氏试验（-）；蛋白 170.9 mg/L，氯化物 125 mmol/L，葡萄糖 2.47 mmol/L。

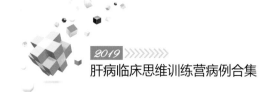

第二次临床讨论：肝功能异常原因？进一步处理？

经过完善上述检查，结果如下。①支气管镜检查：支刷物、灌洗液、检后痰一般菌、真菌涂片培养均阴性；检后痰：Xpert+MTBRIF 结核分枝杆菌复合群，利福平敏感；灌洗液：涂片阳性，6 条 /50 个视野；结核分枝杆菌 PCR 阳性；灌洗液：抗酸杆菌培养阳性（固体法），对所有结核药物全敏感。②血隐球菌抗原检测：阳性（1 : 320）。③胆汁引流液真菌涂片及培养（图 11-10）：隐球菌涂片（＋）；培养为新生隐球酵母菌（＋），（7 个菌落）药敏试验提示对 5- 氟胞嘧啶、两性霉素 B、氟康唑均敏感；引流液抗酸杆菌涂片及 Xpert（－），引流液常规细菌（－），细胞脱落学（－），肿瘤标志物 CA199 > 1200 U/ml，CEA > 209.94 ng/ml。

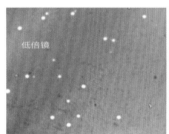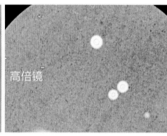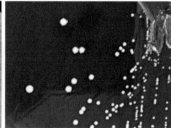

图 11-10　胆汁涂片及培养

（3）肝组织活检（图 11-11）：查见约 5 个肝小叶范围，5 个汇管区，其余肝小叶结构紊乱，大量肝细胞浆内淤胆，毛细血管内胆栓，灶状坏死，纤维组织增生，肉芽肿形成趋势，查见隐球菌；汇管区炎细胞浸润（嗜酸性细胞、淋巴细胞、中性粒细胞），纤维组织增生，网染显示汇管区纤维组织增生，纤维隔形成，考虑慢性肝炎 CH-G2S2-3 伴隐球菌感染，抗酸染色查见一条阳性菌，六胺银染色（＋）。

【**最终诊断**】①肺结核；②结核性胸膜炎；③肝及胆道隐球菌感染。

【**治疗**】保肝退黄治疗；抗真菌治疗方案——氟康唑；抗结核治疗方案——HELfxAmLzd。出院后门诊长期随访。

【**患者随访**】（1）肝脏磁共振检查（图 11-12）

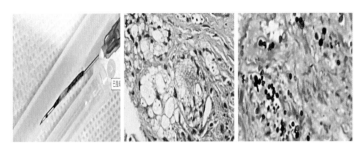

图 11-11　肝穿刺活检

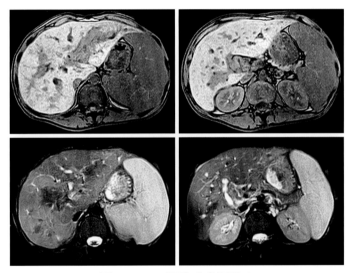

图 11-12　肝脏磁共振检查

（2）肝功能：ALT 34 U/L，AST 46.00 U/L ↑，AKP 346.00 U/L ↑，GGT 154.00 U/L ↑，TBIL 22.70 μmol/L ↑，DBIL 17.20 μmol/L ↑，ALB 39.70 g/L ↓。

（3）胸部 CT（图 11-13）

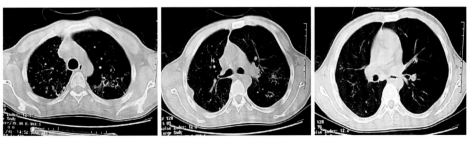

图 11-13　胸部 CT

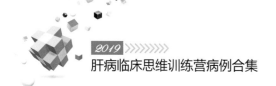

三、诊疗体会

该患者为青年男性，无免疫力低下病史，以呼吸道症状为首发症状，起病时肺结核即诊断明确，给予抗结核治疗后很快出现消化道症状，很容易判断为药物性肝损伤，但药物性肝损伤的特点是停药后经保肝治疗，肝功能会很快恢复，但此患者消化道症状逐步加重，根据一元论考虑是否有肝结核可能，但调整抗结核方案后病情持续加重，通过一系列检查及多学科诊治终于得以明确诊断。

隐球菌病是一种全球性的侵袭性真菌病，有很高的发病率及死亡率。隐球菌属至少有 30 多种，其中具有致病性的绝大多数为新型隐球菌（cryptococcus neoformans）和格特隐球菌（cryptococcus gattii），目前认为新型隐球菌和格特隐球菌是两个独立的菌种。我国则以新型隐球菌感染为主。一旦人体抵抗力降低或有免疫缺陷时，即可能致病，故隐球菌感染多发生于 HIV 感染或接受皮质激素治疗的患者。

病原菌主要是通过呼吸道侵入人体，也可经皮肤或消化道侵入。侵入体内后经血道、淋巴道播散或者直接蔓延。初发病灶多在肺部，肺部感染一般预后较好，但也可从肺部播散至全身其他部位，最易播散的部位是中枢神经系统，引起慢性脑膜炎，也可播散至皮肤、黏膜、淋巴结、骨骼和内脏等器官，发生在胆道导致梗阻性黄疸的报道很少。

胆道隐球菌病可见于任何年龄组，以青少年多发。临床表现为食欲减退、恶心、呕吐，上腹部疼痛不适，多数有进行性加重的皮肤黏膜黄染、尿黄、白色陶土样大便，也可有发热、肝脾大、浅表淋巴结肿大等临床表现，严重者可发生肝功能衰竭，危及生命。因该病发病率低且多发病于免疫力低下者，故对免疫力正常者诊断时很难想到此病，常误诊为胆管癌或胆道结石、蛔虫、先天性胆管扩张继发慢性炎性增生以及硬化性胆管炎等，多于术后诊断。

结核合并隐球菌感染近年来有逐步上升趋势，从地理上看，几乎所有病例都集中在季风区，大部分病例来自中国南部和东部。据 Meta 分析报道，1965 年至 2016 年，中国报道的 197 例结核菌和隐球菌共感染病例占全球病例的 62.9%，其中 56.3% 是 2010 年以后报道的。结核菌和隐球菌共感染病例中 54% 是结核性脑膜炎合并隐球菌性脑膜炎，25.9% 是肺结核合并肺部隐球菌感染，17.2% 是肺结核合并隐球菌性脑膜炎。结核是隐球菌病的独立危险因素。

通过对该例患者的诊治及文献学习，我们认识到结核菌合并隐球菌感染虽然发病率低，但呈逐年上升趋势，早期临床表现多样，症状不典型，患者往往治疗不及时，死亡率高。该病严重威胁患者的生命安全，要引起临床医生的重视。

上腹部疼痛不适查因

杭州师范大学附属医院　刘　静　陈公英

一、病例基本信息

患者，男，43岁，因"上腹部疼痛不适6个月余"于2012年10月10日入院。

【现病史】患者入院6个多月前无明显诱因出现上腹部疼痛不适，呈阵发性，剑突下为主，无肩背放射痛，无恶心呕吐、畏寒发热、腹泻等不适；至某省人民医院查上腹部MRI增强提示"右肝占位性病变"，遂至上海某医院就诊；肝脏肿块穿刺病理活检诊断为"肝细胞肝癌"，因病变范围大、无手术指征，遂至某市第六人民医院就诊，先后于4月、6月及7月在该院行TACE术，术后恢复可，但仍时有上腹部隐痛不适，略有乏力，无恶心呕吐、腹胀腹泻等。2012年9月12日某市医院上腹部增强CT示：肝癌介入术后，右肝病灶碘油少量沉积，仍有大部分癌症活灶；肝门部淋巴结稍有增大。为进一步诊治，门诊拟"原发性肝癌"收住入院。

【既往史、个人史、家族史】无高血压、糖尿病、冠心病，无病毒性肝炎病史及其密切接触史，无结核病史及其密切接触史，无手术、外伤、血制品输注史，无过敏史。久居原籍，无毒物、粉尘及放射性物质接触史，无吸烟、饮酒史。无家族性遗传病、传染病史，无冠心病早发家族史，无高血压、糖尿病家族史。

【入院查体】体温36.5℃，脉搏80次/分，呼吸18次/分，血压108/70 mmHg；神清，精神可，皮肤巩膜无黄染，未见肝掌、蜘蛛痣，双侧颈部、锁骨上、腋窝、腹股沟淋巴结未触及肿大。颈软，胸廓无畸形，心肺听诊无殊。腹平软，无压痛、反跳痛，肝脾肋下未及，Murphy 征阴性，肝上界于右锁骨中线第 5 肋间，肝区无叩痛，移动性浊音阴性，肠鸣音 3 次 / 分，未闻及血管杂音。双下肢无水肿。神经系统查体阴性。

【入院前辅助检查】2012 年 3 月 29 日入院前外院上腹部增强 MRI 提示：肝内占位性病变，肝癌？ 2012 年 4 月 15 日入院前外院肝穿刺活检病理提示：肝细胞肝癌（报告未见）；2012 年 9 月 12 日入院前外院上腹部增强 CT 提示：肝癌介入术后，右肝病灶碘油少量沉积，仍有大部分癌症有活灶；肝门部淋巴结稍有增大。血常规、生化检验无明显异常，自身抗体、乙肝三系、肝炎类检查（不含乙肝）、肿瘤标志物均阴性。粪便常规：隐血试验阴性。查胃泌素：胃泌素 138.05 ng/L。常规心电图、肺 CT 无殊。

二、临床讨论

第一次临床讨论：入院初步考虑？进一步处理？

【病例特点】①患者为中年男性，因"上腹部疼痛不适 6 个月余"入院；②右肝占位性病变，外院肝脏肿块穿刺病理活检诊断为"肝细胞肝癌"（报告未见），因病变范围大、无手术指征，先后多次行 TACE 术；③查体未见明显阳性体征；④血尿便常规、生化肿瘤标志物均未见明显异常，自身抗体、乙肝三系、肝炎类检查（不含乙肝）均阴性，上腹部增强 MRI 提示：肝内占位性病变，肝癌？⑤常规心电图、肺 CT 无殊。

2012 年 10 月 12 日我院查上腹部平扫 + 增强 CT（图 12-1）："肝 Ca 介入治疗后"，肝内活病灶。胃窦见占位性病变。

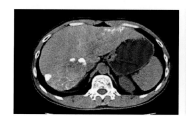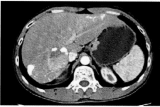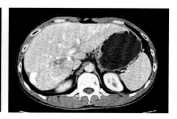

图 12-1　上腹部平扫 + 增强 CT

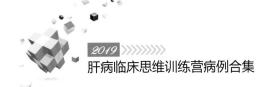

【入院诊断】①肝恶性肿瘤（TACE 术后）；②胃内占位原因待查。

【入院后完善检查】2012 年 10 月 15 日胃镜提示：胆汁反流性胃炎，贲门巨大息肉并溃疡形成。病理活检提示：神经内分泌肿瘤 2 级，核分裂数约 2 个 /10 HPF（图 12-2）。

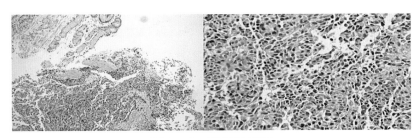

图 12-2　胃组织病理

根据胃组织病理结果，立即进行 MDT 讨论，考虑到患者胃部神经内分泌肿瘤 2 级，为中度恶性，手术切除为首选治疗方法，并且肝脏占位病变经多次 TACE 术后较前明显缩小，综合考虑有明确手术指征；行"肝肿瘤切除术、胃及胆囊切除术"；术后恢复可。术后胃免疫组化染色 CgA、syn、CD15 阳性（图 12-3）。肝组织病理 HE 染色见图（图 12-4）。

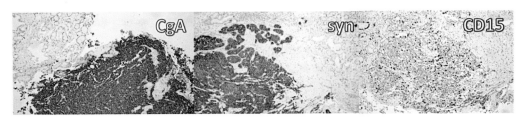

图 12-3　胃免疫组化染色

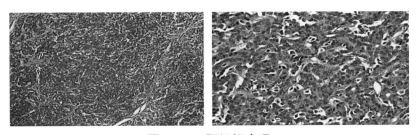

图 12-4　肝组织病理

第二次临床讨论：最可能的诊断？肝内病变究竟是原发还是继发？进一步处理？

经过完善检查，肝组织 HE 染色：核分裂数约 2 个 /10 HPF，Ki-67 指数 14%，累犯肝被膜。免疫组化单克隆抗体及癌基因检测（图 12-5）：CerB2-2（－）、CK（＋）、EMA（灶＋）、CEA（＋）、CgA（＋）、Syn（＋）、NSE（＋）、CD56（＋）、Hepatocyte（－）、AFP、CK18（灶＋）、CK7（－）、CD15（＋）。

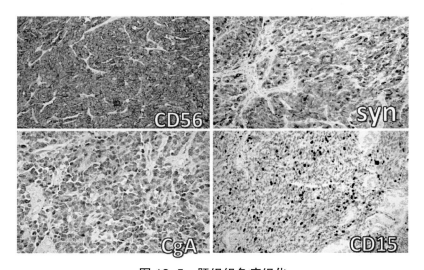

图 12-5 肝组织免疫组化

【最终诊断】①胃神经内分泌肿瘤（术后）；②肝继发性神经内分泌肿瘤（术后）；③胆汁反流性胃炎；④胆囊切除术后。

【治疗】患者行外科手术后在我院先后行顺铂加足叶乙苷联合化疗 2 周期，以及增强免疫力等对症支持治疗。并每 3 ～ 6 个月来我院复查一次。2019 年 2 月 MRI 随访：未见新发病灶（图 12-6）。

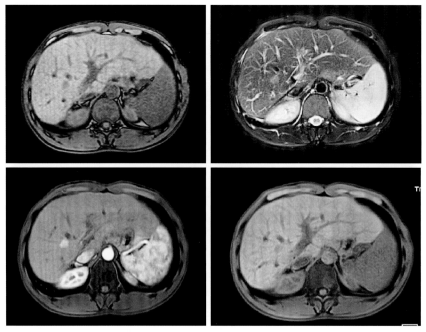

图 12-6　上腹部 MRI 平扫 + 增强

三、诊疗体会

　　神经内分泌肿瘤（neuroendocrine tumor，NET）好发于胃肠道、胰腺、肺等脏器，肝脏则是最常见的转移脏器，而肝脏原发性神经内分泌肿瘤（PHNET）甚是少见。1958 年，Edmondson 报道了第 1 例 PHNET。中国 1994—2010 年仅报道 47 例。报道此病男女发病比例无明显差异，约为 58.5%：41.5%，任何年龄都可发病。肝脏神经内分泌肿瘤，由于发病率低，大部分无症状，影像学检查无特异性，与传统意义肝癌（肝细胞癌、胆管细胞癌）鉴别困难。诊断仍然依赖于病理学和免疫组化染色（IHC）：神经元特异性烯醇化酶（NSE）、突触素（Syn）、嗜铬粒蛋白 A（CgA），PHNET 的首选检测指标应是 CgA，因其敏感性和特异性都远远高于其他免疫组化标志物（敏感性 51% ～ 54%，特异性79% ～ 87%），而且对于肿瘤患者的预后及长期监测有一定的指导作用。

　　肝神经内分泌肿瘤治疗包括以下方法。①手术治疗：首选方法，包括根治切除术、肝移植、减瘤术、射频、栓塞术（embolization）。栓塞术包括肝动脉灌注化疗栓塞术（transcatheter arterial-chemoembolization，TACE）和放射性栓塞（radioembolization，RE）。②生物治疗：生长抑素类似物、α干扰素治疗，对于PHNET，临床上最常用的生长抑素类似物是长效奥曲肽和兰瑞肽。③靶向药物治疗：索坦、依维莫司。④化疗：替莫唑胺单药或联合卡培他滨，对于分化差的肿瘤最常用的是顺铂/奥沙利铂联合足叶乙苷，缓解率为40%～60%，通常缓解期较短。

研究表明，适合手术的PHNET术后1、3、5年生存率为94.4%、75%、50%。预后因素是能否行根治性手术和病理分级。同时还需要结合患者肿瘤大小、子灶的多少，患者年龄，是否有远处转移等因素进行综合评估。通常情况下，G1级和G2级术后患者生存率较高，而G3级属于高度恶性，常需要辅以药物和其他的治疗模式来改善预后。

通过对该例患者的诊治及文献学习，我们认识到肝神经内分泌瘤早期临床表现多样，症状不典型，容易被漏诊和误诊，临床医生应予以重视。

肝功能异常查因

北京大学人民医院　李晓鹤　饶慧瑛

一、病例基本信息

患者，男，16岁，主因"发现肝功能异常1年余"于2018年10月23日入院。

【现病史】患者入院1年前于家中无诱因出现头晕、晕倒，晕倒前无情绪激动、周围环境嘈杂、领口过紧等诱因，症状持续2分钟，可自行站起，晕倒后无抽搐、口吐白沫、意识丧失、二便失禁等表现，遂就诊于当地，查头颅CT、心电图无明显异常，类似症状未再发作。化验提示"肝功能异常"，以"谷氨酰转肽酶"为著（GGT > 1000 U/L），伴谷丙转氨酶（ALT）、谷草转氨酶（AST）、碱性磷酸酶（ALP）轻度升高。自行服用"中汤药（具体不详）"治疗6个月，期间复查肝酶无改善。

5个月前，患者进一步就诊于当地三甲医院，复查肝功能：ALT 122 U/L，AST 231 U/L，GGT 1425 U/L，ALP 315 U/L，总胆汁酸（TBA）31.99（0～12）μg/ml，白蛋白（ALB）49.9 g/L，总胆红素（TBIL）37.2 μmol/L，直接胆红素（DBIL）19.0 μmol/L。脂代谢：总胆固醇（TCHO）6.3（3.6～6.2）mmol/L，低密度脂蛋白（LDL-C）3.43（0～3.36）mmol/L，高密度脂蛋白（HDL-C）1.82（0.8～1.5）mmol/L，甘油三酯（TG）2.81（0.4～1.8）mmol/L。乙肝五项：乙肝表面抗体（HBsAb）阳性，余阴性；丙型肝炎抗体、抗梅毒螺旋体抗体、HIV抗原/抗体阴性；巨细胞病毒核糖核酸（CMV DNA）、EB病毒核糖核酸（EBV DNA）低于检测下限；自身免疫指标（包括抗核抗体、抗线粒体抗体、抗 Sp100 抗体、抗 Gp210 抗体、抗肝肾微粒体抗体 –1 型、抗肝细胞胞质 1 型抗体、抗可溶性肝抗原 / 肝胰抗原抗体）均为阴性；铁蛋白、铜蓝蛋白、血清铜正常。腹部增强 MRI：不均质脂肪肝，脾大（图 13-1）。

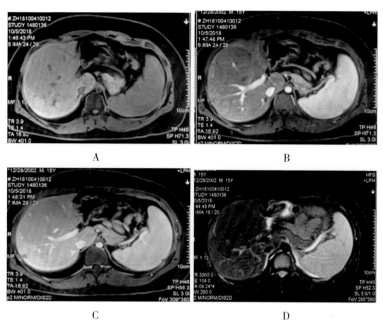

A.T_1WI 平扫；B.T_2WI 平扫；C. 增强动脉期；D. 增强静脉期。

图 13-1　上腹部增强 MRI

患者为进一步诊治，就诊于我院门诊，首先就患者外院腹部增强 MRI 进行影像科会诊，考虑：肝脏形态信号异常，存在大片异常低信号区，内可见血管穿行，部分受压。三支肝静脉主干走行不规则，肝内门脉分支、门脉主干显示清晰，下腔静脉通畅。脾脏增大，腰升静脉、奇静脉增粗，无食管下段及胃底静脉曲张。未见肝内外胆管扩张。

自发病以来，患者精神、睡眠、进食可，二便正常，体重无明显下降。

【既往史、个人史、家族史】14 年前患"皮肤黄染"，"输血"治疗后好转，诊断不明，未再发作；"慢性中耳炎"病史 10 年，未规律诊治；足月顺产，第一胎，父母非近亲结婚，母亲无病态妊娠；出生并久居山东省，无疫水疫地接触，无烟酒嗜好、毒物、药物接触；适龄入学，学习成绩班中 3/4 位置，

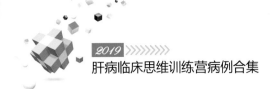

病后休学；父亲慢性乙型病毒性肝炎病史，母亲、弟弟体健。否认高血压、糖尿病及遗传病家族史。

【入院查体】体温 36.4℃，脉搏 78 次 / 分，呼吸 18 次 / 分，血压 120/80 mmHg，头围 54 cm，身高 160 cm，体重 62 kg。神清语利，对答切题，营养良好，乳腺轻度发育，无肝掌、蜘蛛痣。皮肤巩膜无黄染，全身浅表淋巴结无肿大；心肺查体无特殊；腹软，肝脏未及，肋下 3 cm 脾脏可及，移动性浊音阴性。双下肢无水肿，神经系统查体无异常。

【入院诊断】①肝功能异常，肝内胆汁淤积；②非酒精性脂肪性肝病可能；③脾大；④慢性中耳炎；⑤高脂血症。

二、临床讨论

第一次临床讨论：本例患者肝功能异常的原因是什么？

患者为青少年男性，慢性病程；肝损伤以肝内胆汁淤积为特点，婴儿期黄疸病史，少年期症状隐匿；既往慢性中耳炎病史，无遗传病家族史；腹部影像提示肝脏不均质改变、脾大、三支肝静脉走行异常；合并轻度高胆固醇血症、高甘油三酯血症。结合患者病例特点，肝内胆汁淤积诊断明确，需进一步对病因进行鉴别。与此同时，患者外院腹部增强 MRI 提示大片低信号区，是否为单纯不均质脂肪肝导致？仍需进一步甄别。

【入院后进一步检查】

（1）血常规：WBC 7.12×10^9/L，NEUT% 70.4%，Hb 170 g/L，PLT 277×10^9/L。

（2）生化检查：ALT 298 U/L，AST 123 U/L，GGT 1595 U/L，ALP 344 U/L，TG 2.26（0.45 ～ 1.7）mmol/L，TCHO 5.93（2.9 ～ 6.2）mmol/L，HDL-C 2.17（1.03 ～ 1.55）mmol/L，LDL-C 3.38（1.9 ～ 4.1）mmol/L，TBIL 34.7 μmol/L，DBIL 16.4 μmo/L。

（3）尿常规：尿蛋白 1+，余无异常。

（4）便常规 + 潜血、凝血功能、甲状腺功能无异常。

（5）血氨：74（9 ～ 47）μmol/L。

（6）铁代谢：血清铁 33.93（7.9 ～ 34.4）μmol/L，总铁结合力 98.53（50 ～

77）μmol/L，不饱和铁结合力 64.60（34～48）μmol/L。

（7）肿瘤标志物：癌胚抗原（CEA）：7.09（0～4.7）ng/ml，神经元烯醇化酶（NSE）23.83（0～16.3）ng/ml，胃泌素释放肽前体（Pro-GRP）90.7（0～65.7）pg/ml。

（8）内分泌代谢：性腺七项（包括硫酸脱氢表雄酮、黄体生成素、卵泡刺激素、雌二醇、孕酮、泌乳素、睾酮）、血清皮质醇、ACTH 及皮质醇节律、生长激素、胰岛素、糖化血红蛋白均正常。

（9）肾脏相关：①24 小时尿蛋白定量：0.20 g；②肾小管三项：尿视黄醇结合蛋白 0.95（＜0.7）mg/L，尿 β_2- 微球蛋白 453.6（＜370）μg/L，尿 NAG 24.8（＜12）U/L；③尿 M 蛋白、游离轻链阴性。

（10）心电图、心脏彩超均无异常。

（11）腹部 B 超：肝脏 S8 可见一 7.2 cm×5.6 cm 不规则形实性高回声，彩色多普勒超声（CDFI）未见血流；肝内血管走行欠清晰，肝内外胆管无扩张，门静脉主干 1.1 cm，脾大（11.9 cm×5.9 cm，肋下 4 cm）。

（12）Fibroscan：CAP 100 dB/m，E 5.6 kPa。

（13）眼耳鼻喉科会诊：左耳化脓性中耳炎，余无异常。

（14）头颅 MRI 平扫 +MRA：未见异常。

（15）上腹部增强 MRI：肝叶比例欠协调，两侧腰升静脉、奇静脉增粗，脾大，肝硬化不除外；S4/8 段增生结节，范围约 5.7 cm×8.3 cm，周围血管可见略受压改变；肝右静脉主干未见明确显示，右后叶一肝静脉分支血管直接汇入下腔静脉。腹腔干、肠系膜上动脉发出处狭窄；肝脏 Fatfrac 值 2.9（图 13-2）。

（16）肝穿刺活检：小块肝组织，汇管区约 10 个，汇管区萎缩，胆管萎缩、消失，可见少数淋巴细胞，无纤维组织增生，免疫组化染色结果：CD34（＋），CK7 染色阴性，特殊染色：PAS（－），Masson（＋），网织（＋）。诊断：胆管缺乏。（图 13-3）

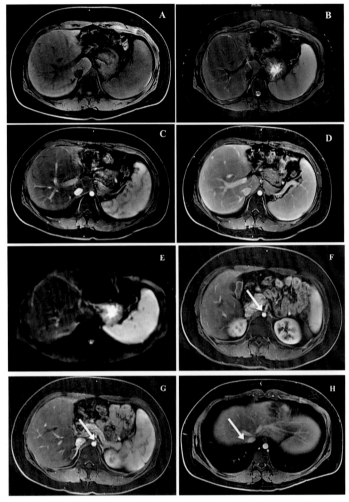

A.T$_1$WI平扫；B.T$_2$WI平扫；C.增强动脉期；D.增强静脉期；E.弥散加权像（DWI）；F.腹腔干发出段狭窄；G.肠系膜上动脉发出段狭窄；H.肝右静脉无显示。

图 13-2　上腹部增强 MRI

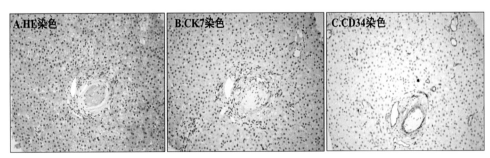

图 13-3　肝穿刺活检

（17）肝穿刺外院会诊：胆管缺乏综合征，建议除外非综合征型肝内胆管缺乏。

第二次临床讨论：最可能的诊断？下一步处理？

患者婴儿起病，青少年症状隐匿，肝损伤以慢性肝内胆汁淤积为特征，根据既往病史及入院后辅助检查，基本可除外病毒性肝炎、自身免疫性肝病、药物性肝损伤、酒精性肝病、非酒精性脂肪性肝病，目前考虑遗传代谢性肝病、遗传代谢性肝内胆汁淤积可能性大。进一步分析，患者肝功能异常表现为孤立性 GGT 升高，病理提示胆管缺乏。兼顾以上三个临床特征，通过查阅文献，我们需重点鉴别以下疾病。

（1）Alagille 综合征：患者年幼起病，至青少年期症状趋于平稳，慢性胆汁淤积、高脂血症，同时合并血管系统发育异常、肾小管受损、慢性中耳炎（骨骼系统受损）的临床表现，支持该病诊断；但查体未闻及典型心脏杂音，眼科检查无典型角膜后胚胎环，为该病不支持点；可进一步完善基因检测、多系统受累相关检查（如脊柱正位片、肺动脉血管造影）查找证据。

（2）囊性纤维化：患者婴儿期以黄疸起病，就诊时已有肝脏形态异常、肝硬化，合并静脉曲张、脾大等门脉高压表现，合并局灶性肝脏增生结节，支持该病诊断；但患者上下呼吸道及外分泌腺系统（如汗腺、胰腺）无异常表现，为不支持点；必要时可进一步完善汗液氯化物、基因检测明确诊断。

（3）α_1- 抗胰蛋白酶缺乏：患者 2 岁以前黄疸起病，就诊时已有静脉曲张、脾大等门脉高压及肝硬化表现，肝功能持续异常，但患者无慢性阻塞性肺疾病、哮喘的呼吸系统受累表现，且肝活检未见特征性的 PAS 染色阳性包涵体，该病诊断可能性较小。

为明确诊断，予以患者完善全外显子基因检测（表 13-1），证实患者在 *JAG1* 基因外显子区域发现一处杂合突变：c.2519 delA（缺失突变），该突变导致氨基酸改变 p.N840 Mfs*30（移码突变 -30 位后终止），目前未见报道。

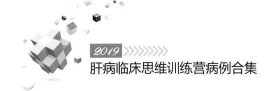

表 13-1　患者基因检测结果

受检者及家系遗传检测结果					
基因	转录版本 Exon 编号	突变信息	受检者	受检者父亲	受检者母亲
JAG1	NM_000214.2 exon21	c.2519delA chr20-10623189 p.N840Mfs*30	杂合突变	未送检	未送检

基因详细检测结果					
基因	转录版本 Exon 编号	突变信息	测序深度突变比例	纯合 / 杂合	正常人携带频率	ACMG 变异类型
JAG1	NM_000214.2 exon21	c.2519delA chr20-10623189 p.N840Mfs*30	96/97 （0.50）	Het	–	Pathogenic

Pathogenic	Likely Pathogenic	VUS	Likely benign	Benign
致病突变	疑似致病突变	临床意义未明突变	疑似良性突变	良性突变

考虑到 Alagille 综合征为一多系统疾病，我们进一步查找其他系统受累证据：

（1）脊柱全长站立正侧位：S_1 隐性脊柱裂。

（2）外院儿科专家会诊：查体示高额头、高鼻梁的特殊面容。化验提示维生素 D 缺乏，血氨基酸、脂酰肉碱正常。建议：注意 Alagille 综合征。

【最终诊断】① Alagille 综合征；②肝硬化可能，门脉高压、脾大、腹腔静脉曲张；③肝脏良性增生结节；④高脂血症；⑤维生素 D 缺乏。

【治疗及转归】给予患者熊去氧胆酸、复方甘草酸苷保肝治疗，辅以维生素 D、骨化三醇口服。用药后患者肝酶有明显改善（表 13-2），并维持于相对稳定水平，出院后半年复查腹部增强 MRI，肝脏结节较前无著变。

表 13-2　患者用药后肝酶变化

	ALT	AST	GGT	ALP	TBIL	DBIL
2018 年 10 月 23 日	298	123	1595	344	34.7	16.4
2018 年 10 月 31 日	233	90	1068	299	22.6	11.2
2018 年 11 月 6 日	91	44	614	238	23.2	13.0

续表

	ALT	AST	GGT	ALP	TBIL	DBIL
2018 年 11 月 12 日	84	49	382	197	30.3	16.3
2019 年 1 月 28 日	161	62	576	247	22	12
2018 年 4 月 15 日	189	79	301	275	28	15

三、诊疗体会

Alagille 综合征（ALGS；OMIM 118450）是具有表型特征的慢性胆汁淤积的最常见原因，是累及多系统的常染色显性遗传病。早期以活产婴儿胆汁淤积为标准诊断，发病率为 1/70 000，分子诊断提高了检出率，预计可能为 1/30 000，国内尚无发病率报道。该病为高度保守的 NOTCH 信号通路中编码配体 Jagged1（*JAG1*）或受体 Notch（*NOTCH2*）的基因突变导致，超过 90% 患者与 *JAG1* 基因突变相关。该病主要累及肝脏、心脏、骨骼、颜面、眼睛，亦影响血管、肾脏系统发育。该病经典的诊断标准为肝组织活检有肝内小胆管减少 / 缺如，并至少具有慢性胆汁淤积、心脏杂音、蝴蝶椎骨、角膜后胚胎环和特殊面容等 5 个临床表现中的 3 个，并排除其他原因，目前肾脏异常也纳入主要异常之一；若明确具有 *JAG1* 基因突变或阳性家族史，具备 2 个主要标准即可确诊。该例患者有典型的慢性胆汁淤积、特殊面容的临床特征，肝活检、基因检测分别证实胆管缺乏、*JAG1* 基因突变。因此，患者 Alagille 综合征诊断明确。该病目前尚无特异性治疗手段，由于为多系统受累疾病，因此需要多学科联合治疗。肝病方面治疗，旨在改善胆汁淤积及并发症，包括：①利胆、保肝、补充脂溶性维生素；②若瘙痒症状严重，可选用考来烯胺、苯巴比妥对症治疗，新的药物临床试验报道，回肠胆汁酸转运抑制剂——Maralixibat 可有效降低血胆汁酸、改善患者瘙痒；③若药物效果不佳，必要时需要胆道分流术、肝移植。

除明确诊断以外，在该例中，可见患者肝脏右叶巨大良性增生结节，通过检索文献发现，该类结节发生于约 30% 的 Alagille 综合征患者中；大体形

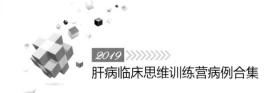

态多包膜良好，位于门脉右支附近，可伴有门脉右支／门脉穿行。其发生机制尚不统一，有文献报道认为，因病变胆管发育、延长受限，中央区胆管延长良好，故结节为代偿性增生，并具有排泄胆汁的功能；亦有文献表明，结节的发生可能与血管增生受限有关，结节增生目的为代偿肝脏灌注不足。从组织病理学角度，相比于周围硬化的肝组织，增生结节胆管结构保留，可见小叶间胆管增生，纤维化程度显著轻于硬化的肝组织。已有文献报道，该病理表现的差异，与二者 *JAG1* 基因表达量、基因嵌合体无关，具体机制尚不明确。同时，有研究根据动物模型推测，由于增生结节具有代谢胆盐的功能，故有可能进展为肝细胞癌。

在该病的诊治过程中，还涉及新生儿／儿童遗传性肝内胆汁淤积鉴别诊断，该类疾病种类繁多、临床特征不典型、对临床诊断干扰颇多。2016 年，北美及欧洲胃肠、肝病、营养学会联合发布了婴儿胆汁淤积的评估指南，在该指南中，将遗传代谢性肝内胆汁淤积分为肝细胞疾病、多系统疾病及代谢相关疾病，可结合患者临床表现将疾病进行分类鉴别；另外，对于遗传代谢性肝内胆汁淤积，根据患者 GGT 水平是否升高，对疾病进行进一步分类、鉴别，使诊断更为顺畅。

对于疑难肝病的诊断，尤其对于年轻医生，在查阅文献、复习课本的同时，也应重视多学科的会诊，不仅可以吸取经验，更可以在临床诊疗中少走弯路。

腹胀、水肿查因

中南大学湘雅医院 易盼盼 黄 燕

一、病例基本信息

患者，男，62岁，主因"腹胀、双下肢水肿半年"于2017年6月7日入院。

【现病史】患者于2017年1月开始无明显诱因出现腹胀、双下肢水肿、麻木乏力，偶有晨起颜面部水肿，无发热、腹痛腹泻、呕吐、皮肤巩膜黄染等不适，患者未予以重视，后腹胀、双下肢水肿情况进行性加重，遂于2017年4月24日就诊于省内某三甲医院，完善相关检查，诊断为"①乙型肝炎肝硬化：自发性腹膜炎、脾大、腹水；②慢性肾功能不全；③高血压病2级极高危组；④肺部感染"，予以头孢哌酮舒巴坦抗感染、恩替卡韦抗病毒、护肝、降压、输白蛋白、利尿等处理，患者腹胀好转出院，出院后继续口服药物治疗，但下肢水肿未见缓解。遂于2017年5月27日再次就诊于当地医院，诊断同前，继续抗病毒、抗细菌感染、护肝、利尿等对症支持治疗，腹胀、下肢水肿及乏力的症状未见缓解，且出现胸闷、气促、咳嗽、咳痰等症状，遂来我院，门诊以"乙型肝炎肝硬化"收入我科。患者精神、睡眠、食欲差，小便色黄，每日量约1000 ml，大便正常，体重较前增加，具体不详。

【既往史、个人史、家族史】20多年前发现"高血压"，口服左旋氨氯地平等药物治疗，血压控制情况不详。5年前发现乙肝标志物阳性，外院诊断为"病毒性肝炎慢性乙型"，予以药物治疗3个月左右（具体药物不详）。2年前因"右侧肢体活动障碍、麻木"诊断为"脑梗死"。2017年3月左右发现肾功能异常，诊断为"慢性肾功能不全"。个人史：吸烟40余年，20支/天，已

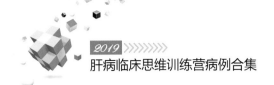

戒烟 4 个月。饮酒 40 年，相当于乙醇量约 50 g/d，已戒酒 4 个月。无家族性遗传病、传染病史。

【入院查体】体温 36.8 ℃，脉搏 89 次 / 分，呼吸 20 次 / 分，血压 145/102 mmHg。慢性病容，表情痛苦，皮肤巩膜无黄染，无肝掌，有蜘蛛痣。颈静脉稍充盈。双下肺叩诊呈浊音，呼吸音低，未闻及明显干、湿啰音。心尖搏动正常，心律整齐，心音减弱，无杂音。腹部膨隆，腹壁静脉无曲张，腹壁柔软，腹肌无紧张，无压痛及反跳痛，肝脏脾脏肋下未扪及，移动性浊音阳性。双下肢对称性重度凹陷性水肿。神经系统查体无特殊。

【外院检查】2017 年 4 月 24 日某三甲医院检查结果如下。肝肾功能：A 36.3 g/L，G 40.4 g/L，TBIL 14.3 μmol/L，DBIL 7.0 μmol/L，ALT 9.0 U/L，AST 13.0 U/L，BUN 13.6 mmol/L，Cr 198.1 μmol/L，UA 766.2 μmol/L。凝血功能：PT 14.7 秒，PTA 55.5%，INR 1.28。NT-proBNP：3069.28 pg/ml。HBV DNA：2.84×10^8 IU/ml 尿蛋白：289.2 mg/24 h。胸片：双肺感染，双侧胸腔积液，心脏稍扩大。腹部彩超：肝硬化，脾大，腹水，胆囊多发结石、胆囊炎，左肾囊肿。心脏彩超：左心房增大，左心室顺应性下降。腹水常规、生化未见异常。

【入院后完善相关检查】血常规：WBC 6.9×10^9/L，Hb 106 g/L ↓，PLT 131×10^9/L，N 81.7%。尿常规：正常。生化：ALB 44.6 g/L，GLO 40.7 g/L，TBIL 21.0 μmol/L ↑，DBIL 11.8 μmol/L，ALT 21.7 U/L，AST 27.3 U/L，BUN 15.83 mmol/L ↑，Cr 227.1 μmol/L ↑，UA 813.7 μmol/L ↑，K 3.49 mmol/L，Na 135.3 mmol/L。心肌酶：正常。肝病酶学：AKP 150.6 U/L ↑，GGT 38.2 U/L。凝血功能：PT 15.7 秒，PTA 76.1%。乙肝五项定量：HBsAg 2660.29，HBeAb 0.17，HBcAb 9.92。HBV DNA 定量：38.42 IU/ml。HCV 抗体：阴性。甲功三项：FT₃ 3.66 pmol/L，FT₄ 26.7 pmol/L ↑，TSH 6.31 mIU/L ↑。BNP：3700.0 pg/ml ↑。肿瘤全套：CA125 312.25 KU/L ↑，AFP <0.24 ng/ml。狼疮全套、免疫全套、自免肝全套均阴性。腹水 B 超：腹腔内探及游离液暗区，透声可，较深处 43 mm，位于右下腹。腹部 + 盆腔 CT：肝硬化、大量腹水、右侧腹股沟疝（疝内容物为腹水）、双侧腹股沟多发淋巴结可见（图 14-1）。腹水常规：淡

黄色，微混，比重 1.011，无凝块，李凡它试验（＋），细胞总数 $220 \times 10^6/L$，有核细胞数 $86 \times 10^6/L$，多个核 20%，单个核 80%。腹水生化：总蛋白 12 g/L，白蛋白 5.5 g/L，乳酸脱氢酶 44 U/L，腺苷脱氢酶 3.2 U/L。腹水革兰染色、抗酸染色：（－）。胸水常规：黄色，微混，无凝块，白细胞 0～1 个/HP，红细胞 0～3 个/HP，多个核（－），单个核（－）。胸水生化：总蛋白 20.8 g/L，白蛋白 7.6 g/L，乳酸脱氢酶 84 U/L，腺苷脱氢酶 3.2 U/L。胸水革兰染色、抗酸染色（－）。

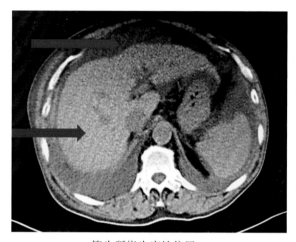

箭头所指为病灶位置。

图 14-1　腹部＋盆腔 CT 检查

二、临床讨论

第一次临床讨论：入院诊断初步考虑是什么？进一步如何处理？

【病例特点】患者为老年男性，病程半年，主要表现为腹水、下肢水肿，既往有乙肝、高血压、肾功能不全、脑梗死等病史；查体见慢性肝病体征，腹部膨隆，移动性浊音阳性，双下肢重度凹陷性水肿；肝功能基本正常，肾功能损伤，BNP 升高；影像学示肝硬化，脾稍大，大量腹水。

【入院诊断】腹水、水肿查因，可能的原因有以下几种。

（1）肝源性：由病毒感染、酒精、药物、遗传代谢、自身免疫性疾病、

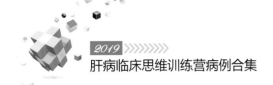

血吸虫感染等引起的肝硬化，可出现腹水、下肢水肿，患者外院检查结果示乙肝标志物阳性，腹部彩超发现肝硬化，故乙型肝炎肝硬化诊断明确，但患者肝功能基本正常，白蛋白下降不明显，凝血功能正常，彩超及 CT 均未见明显门静脉高压表现，双下肢水肿、多浆膜腔积液用肝硬化解释不恰当。

（2）肾源性：由肾衰竭导致体循环瘀血，出现多浆膜腔积液及下肢水肿，或因肾病综合征等疾病导致大量蛋白尿和白蛋白下降，出现全身水肿。患者于 2017 年 3 月发现肾功能损伤，尿量偏少，故需要考虑该类疾病可能。但患者尿量仍有 1000 ml 左右，外院检测 24 小时尿蛋白水平不高，血清白蛋白水平下降不明显，B 超未见肾脏萎缩，无明显肾衰竭、肾病综合征依据。

（3）心源性：由心功能不全或心包疾病导致体循环瘀血，出现双下肢水肿及多浆膜腔积液。患者病程长，有胸闷症状，既往有高血压病史，外院检查结果示 BNP 升高，心脏稍大，提示患者腹胀及水肿可能是心功能不全所致，但患者病程长，起病时并无胸闷症状，BNP 升高不明显，外院心脏彩超结果未提示 EF 值明显下降，因此，患者腹胀及水肿不能用心功能不全完全解释，需要入院后复查心脏彩超、BNP 等检查进一步明确。

（4）血管性疾病：由血管异常导致体循环瘀血，需考虑以下疾病。①布加综合征：由于各种原因所致肝静脉或其开口以上的下腔静脉狭窄或闭塞，肝静脉和下腔静脉血液回流障碍，产生肝大及疼痛、腹水、肝脏功能障碍等一系列临床表现。该例患者腹水、下肢水肿明显，但患者肝功能正常，肝脾无肿大，腹壁静脉无曲张，不支持布加综合征，我院腹部 CT 未见布加综合征的证据。②门静脉疾病：因门静脉动静脉瘘、血栓、瘤栓、高凝状态，特发性门脉高压等导致门脉高压，产生腹腔积液、下肢水肿等临床表现。该例患者主要表现为腹腔积液、双下肢重度水肿，乙肝肝硬化明确，需要考虑该诊断，但患者外院彩超及我院腹部 CT 未见门脉明显增宽或门静脉癌栓形成，依据不足。

（5）其他：老年患者出现多浆膜腔积液，需要排除以下疾病。①血液系统疾病：POMES 综合征、骨髓纤维化等疾病可累及肝脏，并产生腹腔积液及下肢浮肿等症状，尤其是 POMES 综合征，可同时累及心脏，导致肢体麻木乏力等症状，但患者无明确内分泌系统疾病，脾脏不大，不符合 POMES 综合征、骨髓纤维化等疾病表现。②甲状腺功能减退症：甲状腺功能减退，可导致多浆膜腔积液及全身水肿，患者甲状腺功能虽然 TSH 升高，但是 FT_3 及 FT_4 不低，不符合该病诊断。③感染：如丝虫病，可导致腹胀及双下肢水肿，但下肢水肿表现为象皮样肿大，且多有流行病学史。患者无流行病学史，下肢水肿表现不符合丝虫病，不支持该诊断。

【治疗】患者入院后给予恩替卡韦抗病毒、护肝、护肾、利尿等对症支持治疗，但患者腹胀、双下肢水肿加重，且输液时感胸闷、气促不适，不配合输液治疗。

【进一步完善检查】肺部 CT：左下肺感染？双侧胸腔中等量积液（图 14-2）。心脏彩超：左房、右房大（左房 43 mm，右房 46 mm×56 mm），心包较厚处约 10 mm，微量心包积液，升主动脉增宽、下腔静脉增宽，主动脉瓣钙化并轻度反流，二尖瓣中度、三尖瓣轻中度反流，EF 64%。双下肢动静脉彩超：双下肢深动脉多发硬化斑块，深静脉血流频谱异常，可见反向波，考虑心源性所致。BNP：4700.0 pg/ml ↑。

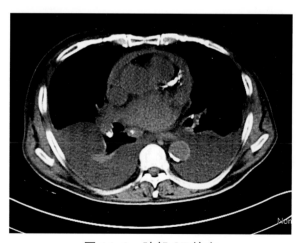

图 14-2 肺部 CT 检查

第二次临床讨论：患者最可能的诊断是什么？进一步如何处理？

患者经过常规治疗无效，病情反而加重，腹水及双下肢水肿明显加重，且输液时有胸闷、气促不适，查体发现颈静脉充盈，用乙型肝炎肝硬化无法解释，可能为心脏问题所致腹水、水肿。仔细察看患者的肺部 CT，发现患者胸部除双侧中量胸腔积液外，可见心包区域增厚，但不能明确是增厚的心包还是心包积液（图 14-3），经过进一步心脏彩超检查，发现心脏 EF 值正常，无心力衰竭证据，但心包增厚，较厚处为 10 mm；且双下肢动静脉彩超同样发现深静脉血流频谱异常，可见反向波，考虑心源性所致。因此，考虑患者腹水、水肿是心包增厚所致。

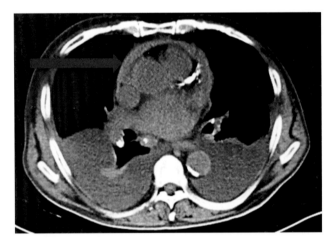

图 14-3　肺部 CT 检查

为进一步明确诊断，测肘静脉压为 43 cmH$_2$O↑，明显升高，符合心包增厚的表现。故患者最可能的诊断为：①缩窄性心包炎，多浆膜腔积液；②乙型肝炎肝硬化；③慢性肾功能不全（CKD2 期）；④高血压 2 级极高危组，高血压性心脏病；⑤脑梗死后遗症；⑥胆囊结石胆囊炎。为最终明确诊断及治疗，患者于 2017 年 6 月 16 日行心包全切除术，术中见脏壁层心包增厚粘连，心脏舒张明显受限。术后予以强心、利尿、抗凝、抗感染等对症支持治疗。心包剥脱组织病理结果：肉芽肿性炎，伴坏死，考虑结核，并有纤维组织增生，抗酸染色（＋），PAS（－）（图 14-4）。

【最终诊断】①结核性缩窄性心包炎：多浆膜腔积液；②乙型肝炎肝硬化；③慢性肾功能不全（CKD2 期）；④高血压 2 级极高危组：高血压性心脏

病；⑤脑梗死后遗症；⑥胆囊结石胆囊炎。

【治疗转归】心包切除术后，测术后肘静脉压为 30 cmH$_2$O，较前明显下降；复查胸片：胸腔积液较前吸收。患者腹胀、胸闷症状明显好转，肝肾功能基本正常，于 2017 年 6 月 27 日出院。出院后行抗结核治疗，腹胀水肿未再发。

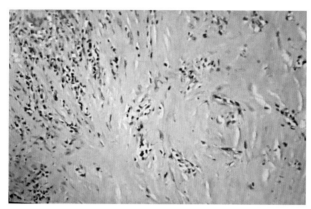

图 14-4　心包剥脱组织病理（HE）

三、诊疗体会

缩窄性心包炎（constrictive pericarditis），是指由各种原因引起的心包脏壁层炎症、纤维素性渗出物沉积，并逐渐机化增厚挛缩甚至钙化，压迫心脏及大血管根部，致使心脏舒张期充盈受限，从而导致右心房、腔静脉压增高及心排出量降低等一系列循环功能障碍的疾病。导致缩窄性心包炎的病因，结核性最为常见，其他的原因包括化脓性感染、创伤、肿瘤、尿毒症、自身免疫性疾病等。主要症状与心排出量下降及体循环瘀血有关。主要表现为呼吸困难、疲劳、腹胀等。体征可见颈静脉怒张、肝大、腹水、下肢水肿等。内科治疗仅能改善部分患者症状，需要尽早进行手术治疗。

多种原因可导致腹胀、水肿，临床医生需要全面评估，仔细分析、综合判断发病原因。该例患者乙型肝炎肝硬化诊断明确，但其肝功能正常，白蛋白不低，腹腔积液及水肿情况用肝脏疾病本身解释不恰当，需考虑心包炎、

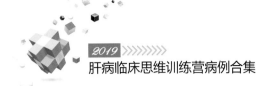

心力衰竭、肾衰竭等其他病因的可能。结合患者病程长，多浆膜腔积液、水肿，心包增厚，心包剥脱术后症状好转，心包组织病理提示结核性心包炎的情况，"结核性缩窄性心包炎"诊断明确。通过对该例患者的诊治，我们认为，对于腹胀、水肿为主要表现的患者，即使存在明确的肝硬化病史，仍需要考虑合并其他疾病可能，尤其对于存在其他难以用肝脏本身问题解释的情况，更需谨慎考虑。

扑朔迷离的肝衰竭

河南省人民医院　宁会彬　尚　佳

一、病例基本信息

患者，男，63 岁，主因"发现皮肤黄染伴食欲减退、腹胀 20 余天，加重伴恶心呕吐 4 小时"于 2018 年 8 月 21 日入院。

【现病史】患者 20 余天前无明显诱因出现皮肤黄染伴食欲减退、腹胀，伴小便黄染及大便陶土色，伴反酸、恶心、呕吐，无头晕、头痛，无嗳气、腹痛，无咳嗽、咳痰，无心慌、闷气、心悸等不适，遂就诊于当地人民医院完善检查。肝功能（2018 年 8 月 21 日）：TBIL 606.2 μmol/L，DBIL 369.8 μmol/L，IBIL 236.40 μmol/L，ALT 301 U/L，AST 68 U/L，白蛋白 32 g/L。凝血六项：PT 17.60 秒。彩超：①肝实质弥漫性回声改变；②胆囊壁水肿增厚；③腹腔积液。腹部 CT：①肝左叶小囊肿；②肝右叶钙化灶；③胆囊结石。腹部 MRI：①胆囊炎；②腹腔少量积液；③左肾形态较饱满，肾周筋膜增厚。诊断为"黄疸、腔隙性脑梗死"，给予输液治疗（具体不详）后效果不佳，上述症状较前加重。4 小时前出现头晕伴恶心、呕吐。现为进一步诊治收入我科。自发病以来神志清，精神差，食欲减退，二便正常，体重无明显变化。

【既往史、个人史、家族史】关节炎病史 20 余年，长期服用镇痛片（具体不详）；无高血压、糖尿病、冠心病，无病毒性肝炎病史及其密切接触史，无结核病史及其密切接触史，无手术、外伤、血制品输注史，无过敏史。久居原籍，无毒物、粉尘及放射性物质接触史，无吸烟、饮酒史。无家族性遗

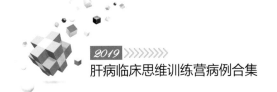

传病、传染病史，无冠心病早发家族史。

【入院查体】神志清，精神可，全身皮肤黏膜及巩膜重度黄染，无皮疹、出血，浅表淋巴结未触及肿大；双肺呼吸音清，未闻及干、湿性啰音；心率78次/分，心律齐，无杂音；腹平坦，无腹壁静脉曲张，腹部柔软，无压痛、反跳痛，腹部无包块。肝脾未触及，双肾区无叩击痛；双下肢无水肿；神经系统查体无明显异常。

二、临床讨论

第一次临床讨论：本例患者以黄疸、消化道症状为主要表现，化验提示肝功能异常（转氨酶、胆红素升高明显）、既往有镇痛药物应用史，患者出现肝功能异常的病因是什么？

【入院诊断】亚急性肝衰竭（药物性？ EB病毒感染？其他？）

【病例特点】患者老年男性，亚急性起病；既往无肝病病史；有关节炎、镇痛药应用史；从黄疸的病因入手，重点分析可能出现黄疸的病因如病毒、药物、梗阻、溶血等。

1. 病毒感染：

（1）嗜肝病毒：老年男性患者，亚急性起病，需要重点筛查急性戊型肝炎、乙肝、丙肝等，通过血清学检查能够及时鉴别。

（2）非嗜肝病毒：尤其是EB病毒、巨细胞病毒等有出现肝衰竭的可能，需要进一步筛查相关病毒检测。

2. 药物性肝损伤：患者既往有关节炎、镇痛药物服用史，有出现药物相关肝损伤的可能性，必要时需要肝穿刺鉴别诊断。

3. 梗阻性黄疸：结石、占位等病变所致大胆管的梗阻可出现胆管的扩张排泄受阻继而出现黄疸；该患者无白陶土大便，可通过完善影像学检查进一步评估。

4. 溶血性黄疸：溶血性贫血所致红细胞破坏增多可出现溶血性黄疸，通过血常规检查有无贫血，溶血象筛查等检测可进一步诊断。

【入院后完善检查】

（1）血常规：白细胞 7.46×10^9/L，中性粒细胞计数 5.69×10^9/L，红细胞 5.03×10^{12}/L，C 反应蛋白 25.2 mg/L。

（2）生化检查：谷丙转氨酶 239 U/L，谷草转氨酶 75 U/L，白蛋白 31.5 g/L，总胆红素 571.8 μmol/L，直接胆红素 393.7 μmol/L，前白蛋白 78 mg/L，碱性磷酸酶 112 U/L，谷氨酰转肽酶 103 U/L。

（3）凝血功能：PT 活动度 36%。

（4）病毒学：乙肝病毒表面抗原（HBsAg）、丙肝病毒抗体（抗 –HCV）、甲肝病毒抗体（抗 –HAV IgM），戊肝病毒抗体（抗 –HEV IgM）均阴性。

EB 病毒（荧光定量 PCR）：8.72 E+03 ↑。

（5）血氨 45 μmol/L。

（6）血清铁蛋白：4129.0 ng/ml。

（7）免疫球蛋白：IgG 21.63 g/L ↑。

（8）自身抗体：ANA+ENA、自免肝抗体、ANCA 谱均阴性。

（9）肿瘤标志物：甲胎蛋白 1193.00 ng/ml。

（10）铜蓝蛋白：阴性。

（11）降钙素原定量：0.87 ng/ml。

（12）甲功三项：阴性。

（13）超声：①升主动脉增宽；②主动脉瓣退行性变并轻度反流；③三尖瓣轻度反流；④左心室松弛功能减退；⑤肝实质回声致密增强；⑥肝囊肿；⑦胆囊壁水肿；⑧前列腺回声不均。

（14）腹部 CT（图 15–1）：双肺肺气肿；双肺陈旧性病变；左肺小结节并钙化；双侧胸膜局部增厚；主动脉及冠状动脉钙化；肝右叶钙化灶。

【入院后治疗方案】甘草酸制剂、还原型谷胱甘肽、腺苷蛋氨酸、双环醇对症治疗；营养支持治疗；人工肝支持治疗。

【治疗期间复查】间隔 1 周复查两次戊肝抗体 IgM 阳性。

【修正诊断】亚急性肝衰竭，急性戊型肝炎。

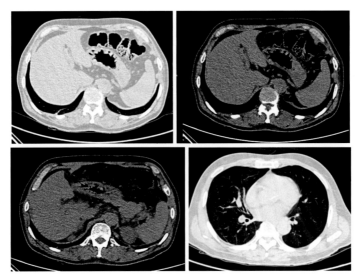

图 15-1　胸腹部 CT 检查

【病情变化】2018 年 9 月 13 日患者出现发热，体温 38.5℃，无寒战，无咳嗽、咳痰，无腹痛、腹泻，无尿频、尿急等不适，完善检查如下。

（1）白细胞 8.68×10^9/L，中性粒细胞计数 6.85×10^9/L，血小板 62×10^9/L，C 反应蛋白 42.76 mg/L。

（2）降钙素原定量 1.27 ng/ml（9 月 14 日）；降钙素原定量 1.42 ng/ml（9 月 17 日）。

（3）血清 G 试验（-）< 10；血清 GM 试验 0.195（-）。

（4）ANCA、ANA+ENA、RF、ASO 阴性，HLA-B27 阴性。

（5）EB 病毒阳性。

（6）血培养阴性。

（7）血沉 7.00 mm/h。

（8）PET-CT：双肺弥漫絮状稍高密度影，双侧胸膜增厚；胃大弯代谢弥漫性增高，考虑炎症；脊柱退行性变；右侧上颌窦炎；未发现淋巴瘤可疑变化。

【病例分析】

经验性给予哌拉西林他唑巴坦 4.5 g（每 8 小时 1 次）抗感染治疗，9 月

17日患者经静脉置管自行脱落，患者仍持续高热，不除外导管相关血流感染，联合万古霉素1.0 g（每21小时1次）应用。应用1周患者仍发热，较前无缓解。回顾病史，患者自诉：右膝关节间断疼痛20余年，左膝关节疼痛10余年，自行口服药物（奥美拉唑2粒、活血止痛片3片、美洛昔康、双氯芬酸、尼扎替丁、盐酸氨基葡萄糖片），按需治疗；患者入院前有发热，曾应用激素治疗1周（用量不详），入院后停药；患者诉发热时膝关节疼痛明显，热退后缓解。结合患者病史及治疗情况，考虑不排除结缔组织病，停用抗生素，给予洛索洛芬钠片60 mg（每8小时1次）口服联合甲泼尼龙40 mg（每日1次）。患者体温恢复正常。

2周后患者自行停用激素，复查肝功能：谷丙转氨酶175 U/L，谷草转氨酶151 U/L，白蛋白25.5 g/L，总胆红素189.3 μmol/L，直接胆红素151.4 μmol/L，前白蛋白54 mg/L，碱性磷酸酶156 U/L，谷氨酰转肽酶126 U/L；PT活动度75%。各项指标变化情况见图15-2和图15-3。

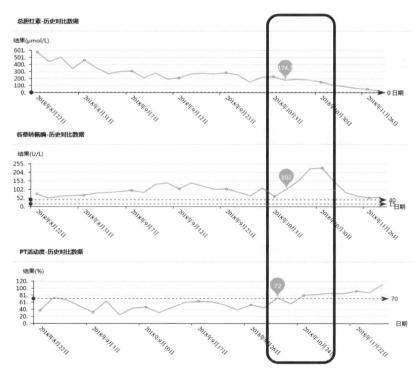

图 15-2　化验指标变化情况

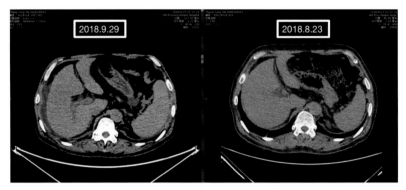

图 15-3 CT 所致肝脏形态变化

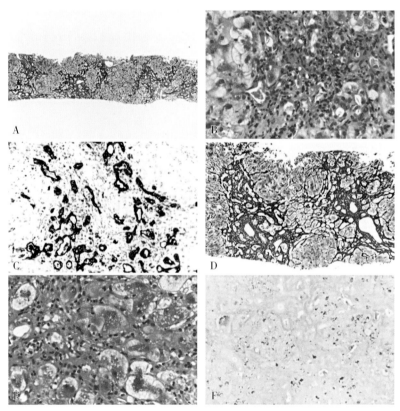

图 15-4 肝穿刺病理检查

【肝组织】肝穿组织共见 22 个中小汇管区，小叶结构紊乱（图 15-4A，网织）。主要病变为部分汇管区扩大、疏松水肿，轻至中度混合性炎性细胞浸润（图 15-4B，HE），以单个核细胞为主，中性粒细胞易见，常位于增生的细胆管周围，部分汇管区可见轻至中度界面炎。多数汇管区小胆管保留，胆管上皮增生，排列不整，汇管区周边可见明显细胆管反应（图 15-4C，CK19），管腔扩张，腔内可见胆栓颗粒。汇管区间质纤维组织增生，纤维间隔形成，分隔肝实质（图 15-4D，网织）。小叶内见多处桥接坏死带，坏死带塌陷伴不同程度的纤维组织增生及再生肝细胞团，小叶内肝细胞普遍疏松水肿（图 15-4E，HE），羽毛样变性，除胆色素颗粒外，亦可见粗大折光颗粒，铁染色阳性（3+）（图 15-4F，铁染色）；窦内轻至中度炎性细胞浸润及吞噬细胞活化。

【诊断意见】

（1）肝细胞炎症坏死重，坏死带塌陷，纤维组织增生，假小叶形成，同时肝细胞广泛淤胆，结合临床，符合重型戊型肝炎的病理特点，需鉴别慢性加急性肝衰竭，追查患者发病前肝功能生化及影像学评价有无铁沉积，以除外血色病基础上出现急性加重。

（2）肝穿刺可见肝细胞内铁染色阳性，程度重，完善铁代谢指标，需结合临床明确铁沉积的原因，如继发于酒精性肝病等，追问病史，患者无饮酒史，建议完善血色病基因检测。

（3）汇管区周边细胆管增生，伴胆栓形成，提示合并感染，加重肝脏损伤。

【完善检查】

（1）铁代谢：血清铁蛋白测定 3705 ng/ml，血清铁 30.22 μmol/L；不饱和铁结合力 10.2 μmol/L，转铁蛋白 1.74 g/L。转铁蛋白饱和度 = 血清铁 / 总铁结合力 =74.76%。

（2）基因检测：血色病 *HFE* 基因突变（外显子 2 纯合突变）。

第二次临床讨论：患者的最终诊断是什么？采取什么治疗方案？

经过完善检查，肝组织活检、铁代谢检测及基因检测符合遗传性血色病诊断。查阅文献：原发性血色病又称遗传性血色病，是由于第 6 号染色体存在血色病突变基因而导致不相宜的自饮食中铁吸收增多，是与人类白细胞抗原相关的常染色体隐性遗传的铁负荷过多性疾病。随着大量铁离子逐渐沉积

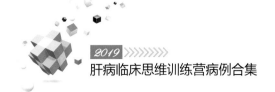

于肝、心、胰腺等器官的实质细胞中，导致组织纤维化和结构改变，最终可引起器官功能障碍和衰竭，如肝硬化、肝癌、糖尿病、心力衰竭、垂体及性腺功能减退、关节疾病和皮肤色素沉着等。该患者临床特征并不典型，因急性戊型肝炎、肝功能衰竭发病入院，治疗过程中肝脏病变进展迅速，影像学变化明显，进一步肝穿刺明确疾病病因。

【最终诊断】

（1）亚急性肝衰竭，急性戊型肝炎。

（2）遗传性血色病。

（3）发热查因：未分化结缔组织病？

【治疗】静脉异甘草酸镁、还原型谷胱甘肽、腺苷蛋氨酸保肝抗炎治疗，口服 UDCA（熊去氧胆酸）、激素逐渐减量至停药。治疗后患者无发热，肝功能恢复正常。

三、诊疗体会

本例肝衰竭是临床常少见的一个病例，既有肝病的诊治思维，又体现肝病长期随访的重要性，同时又有不明原因发热的诊治思路。对于肝衰竭，戊型肝炎是老年人中发生的重要病因之一，必要时应重复检测提高诊断的正确性。2009 年发布的戊型病毒性肝炎诊疗规范中提到，戊型肝炎的潜伏期大概为 40 天，应根据流行病学、临床症状和体征、实验室检查结果，并根据患者具体情况和动态变化综合分析做出诊断。此外，对不明原因的短期出现肝脏形态学明显异常或肝脏功能反复异常的患者应注意筛查有无合并疾病的存在，适时的肝脏组织病理学检测对于不明原因的肝脏疾病诊断有重要的价值。该病例仍然存在一些尚未完全确定的地方，譬如患者最终发热的原因到底是什么？该患者应用激素对于疾病的进展和转归又起到什么样的作用？这也仍需要进一步探讨。

反复乏力 7 年余查因

南京市第二医院　熊清芳　杨永峰

一、病例基本信息

患者，男，25 岁，未婚，大学学历，公司职员，主因"反复乏力 7 年余"于 2018 年 5 月 10 日入院。

【现病史】患者入院前 7 年出现肝功能异常，一直未正规检查及治疗。半年前有"呕血伴解黑便 1 天"史。曾在当地住院诊断"肝硬化，上消化道出血"，对症止血治疗，未进一步查找病因。现为进一步诊治收入我科。自发病以来精神差，乏力明显，食欲减退。

【既往史、个人史、家族史】无高血压、糖尿病、冠心病，无病毒性肝炎病史及其密切接触史，无结核病史及其密切接触史，无手术、外伤、血制品输注史，无过敏史。久居原籍，无毒物、粉尘及放射性物质接触史，无吸烟、饮酒史。无家族性遗传病、传染病史，无冠心病早发家族史，无高血压、糖尿病家族史。

【入院查体】体温 36.40 ℃，脉搏 92 次 / 分，呼吸 20 次 / 分，血压 134/80 mmHg，慢性病容，皮肤巩膜中度黄染，肝掌（＋），心肺听诊无异常，腹平软，肝肋下未及，脾肋下 5 cm，Murphy 征（－），腹水征（－），双下肢无水肿。

【入院后完善检查】

（1）血常规：白细胞 2.04×10^9/L，中性粒细胞百分比 57.3%，血红蛋白

108 g/L，红细胞压积 34.7%，血小板 27 × 10⁹/L。

（2）生化检查：总胆红素 84.7 μmol/L，直接胆红素 49.6 μmol/L，间接胆红素 35.1 μmol/L，白蛋白 39.9 g/L，谷丙转氨酶 192.7 IU/L，谷草转氨酶 262.7 IU/L，胆碱酯酶 3068 U/L，谷氨酰转肽酶 568.1 U/L，碱性磷酸酶 603.0 IU/L，尿素 3.33 mmol/L，肌酐 55.0 μmol/L。

（3）凝血功能：凝血酶原时间 14.2 秒；凝血酶原活动度 64.2%。

（4）病毒学：乙肝病毒表面抗原（HBsAg）、丙肝病毒抗体（抗 –HCV）、甲肝病毒抗体（抗 –HAV IgM）、戊肝病毒抗体（抗 –HEV IgM）、EB 病毒抗体（抗 –EBV IgM）均阴性。

（5）甲胎蛋白 2.2 ng/ml，癌胚抗原 2.33 ng/ml，CA199 4.34 U/ml。

（6）自身免疫抗体均阴性；IgG 14.9 g/L（4 ～ 14.6 g/L）；余正常；IgG4 0.66 g/L。

（7）上腹彩超：肝硬化、胆囊炎、胆囊结石、脾大。

（8）肝脏血管彩超：肝静脉变细，肝右静脉起始段内径 5.2 mm（图 16–1）；肝中、肝左静脉显示不清。

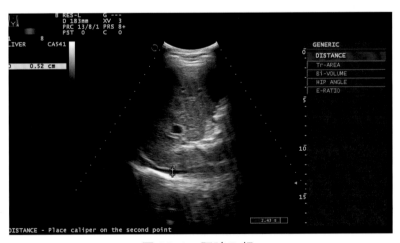

图 16-1　肝脏 B 超

（9）上腹部 CT：肝硬化、巨脾、腹水、食道下段静脉曲张；胆囊炎（图 16–2）。

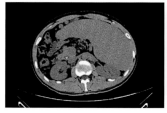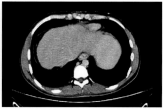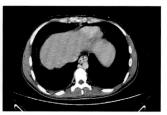

图 16-2 上腹部 CT 检查

二、临床讨论

第一次临床讨论：入院初步考虑？进一步处理？

【病例特点】患者为年轻男性，反复肝功能异常 7 年，发现肝硬化半年。无肝病家族史。体格检查：慢性病容，皮肤巩膜中度黄染，肝掌（＋），腹平软，肝肋下未及，脾肋下 5 cm，腹水征（－），双下肢无水肿。肝功能以"胆汁淤积"为主要表现。影像学：肝硬化、脾大、食管静脉曲张，下腔静脉变细。

肝硬化常见原因：

（1）病毒性肝炎、肝硬化：患者白细胞、血小板降低，影像学提示肝硬化，脾大，但乙肝、丙肝血清学及病毒量皆阴性，其他病毒如 EB 病毒皆阴性。不符合此诊断。

（2）酒精性肝硬化：患者为年轻男性，无长期饮酒史，可排除酒精性肝硬化。

（3）工业毒物或药物：患者为年轻男性，无长期毒物接触史和用药史，毒物、药物性肝硬化暂不考虑。

（4）血管性疾病：该患者肝静脉变细，肝右静脉起始段内径 5.2 mm；肝中、肝左静脉显示不清，不能排除 Budd-Chiari 综合征，需进一步行血管造影排除。

（5）胆汁淤积性：常见有各种胆管细胞的免疫损伤如原发性胆汁性胆管炎、硬化性胆管炎，可通过查抗线粒体抗体、免疫球蛋白、影像学是否有胆管的扩张而进一步排除；其他如肝淀粉样变性等浸入性疾病，也可以通过肝组织学检查排除；其他如胆管的发育异常（阿拉基综合征、进行性家族性胆汁淤积症等），可有胆管的缺失或者淤胆性改变，基因检测也有利进一步鉴别。

（6）血吸虫病：患者无疫水接触史，血常规嗜酸性粒细胞无增加，影像学无典型的网格状纤维增生，不符合该诊断。

（7）遗传性、代谢性肝病：糖、脂、氨基酸、铜、铁代谢异常及先天性肝纤维化都可引起成人期肝硬化。需进一步排除。

【入院诊断】肝硬化原因待查：① Budd–Chiari 综合征？②胆汁淤积性？③遗传、代谢性肝病？

【进一步检查】

（1）上腹部 MRI+MRCP：①肝硬化，巨脾，脾静脉曲张；②胆囊炎、胆囊结石，胆总管下段结石，导致以上胆管扩张（图 16-3）。

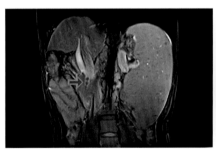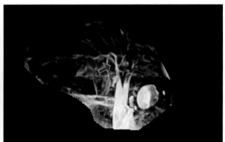

图 16-3　上腹部 MRI+MRCP

（2）心电图：窦性心动过速，心室率 109 次 / 分。

（3）超声心动图：轻度三尖瓣关闭不全；心包少量积液，约 5 mm。

（4）降钙素原：1.84 ng/ml。

（5）24 小时尿铜测定：169.2 μg/24 h（15.0 ～ 60.0 μg/24 h），铜蓝蛋白 0.23 g/L（0.20 ～ 0.55 g/L）。

（6）眼科会诊：未见 K–F 环，胚胎环。

【诊治思路】

（1）梗阻性黄疸存在，但肝内胆管不扩张是不全梗阻，不是导致肝硬化的原因。

（2）胆道感染存在，支持点：胆红素上升、GGT 上升、降钙素原升高。治疗加用头孢噻肟钠他唑巴坦钠抗感染，熊去氧胆酸口服。

（3）肝静脉、下腔静脉造影测压排除 Budd-Chiari 综合征：肝静脉血流通畅未见闭塞及狭窄（图 16-4），HVPG 18 cm H_2O（正常 13.5 cm H_2O）；24 小时尿铜 2 分，暂时不能确诊肝豆核变性，仍给予保肝、退黄、熊去氧胆酸、抗感染等治疗。

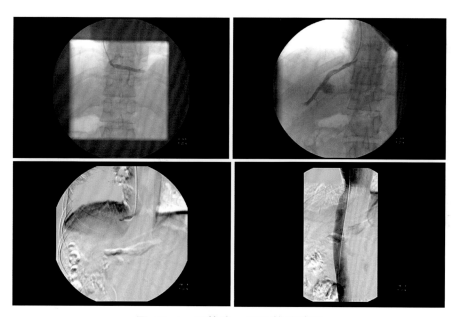

图 16-4　肝静脉、下腔静脉造影

（4）肝穿刺病理结果：部分胆管不明显或缺失，可见胆管炎，轻度慢性肝炎表现（G_1，S2-3），局灶有肝硬化趋势。不排除先天性胆管疾病（图 16-5）。

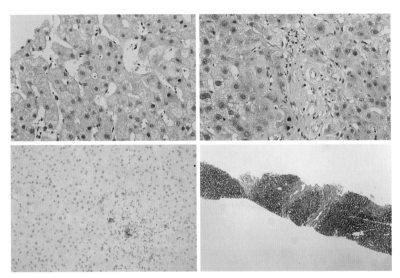

图 16-5　肝组织检查

第二次临床讨论：最可能的诊断？进一步处理？

患者 25 岁，男性，反复肝功能异常 7 年，发现肝硬化半年。无肝病家族史。肝功能以胆汁淤积为主。体格检查、血常规、影像学有脾大、脾亢表现，肝病病理有胆管缺失、肝硬化表现。进一步查基因：*ABCB4* c.2362 C>T（p.Arg788 Trp）和 c.2777 C>T（p.Pro926 Leu）杂合突变。

【最终诊断】①Ⅲ型进行性家族性肝内胆汁淤积症（PFIC3）；②胆结石；③胆管炎。

病史、胆汁淤积典型临床症状、肝脏病理、基因报告可确诊。

【治疗】给予保肝、退黄、熊去氧胆酸等治疗。出院后门诊长期随访。

三、诊疗体会

进行性家族性肝内胆汁淤积症（progressive familial intrahepatic cholestasis，PFIC），是一组罕见的常染色体隐性遗传的单基因病，是由于基因突变所致的胆汁分泌或排泄障碍而形成的严重的胆汁淤积性肝病。根据基因突变不同，PFIC 分为 6 种亚型，其中 3 型进行性家族性肝内胆汁淤积症（PFIC3），对应 *ABCB4*（*MDR3/MDR2*）基因突变。

1965 年，美国学者 Clayton 等人首次在阿米什（Amish）宗族中报道该病，当时被称为 Byler 病。之后又将没有 Amish 血统但临床表现类似 Byler 病的称为 Byler 综合征，即 PFIC2。而 PFIC3 在 1996 年才由 Deleuze 等人从儿童胆汁淤积症中识别出来。胆汁淤积症引起的黄疸和皮肤瘙痒是最典型临床表现。随着基因诊断技术在国内逐步开展，越来越多不明原因的胆红素升高患者证实为该病所致。

导致 PFIC3 的 *ABCB4* 基因位于人类常染色体 7 q21.1，编码磷脂转运蛋白（MDR3 蛋白），MDR3 蛋白缺失或表达降低，导致胆汁中缺乏磷脂，胆盐与磷脂构建的混合微粒不能形成，游离的疏水性胆盐对毛细胆管发生毒性作用，逐渐出现胆汁淤积、小胆管增生、炎症浸润，进展为纤维化、肝硬化。不稳定的混合微粒促使胆固醇结晶、胆结石形成，进一步阻塞小胆道。PFIC3 肝组织的病理主要有胆管增生与纤维化。到了晚期，肝硬化导致的肝功能损伤及门脉高压综合征均可出现。

该病主要于婴儿期后期或儿童期出现胆汁淤积，极少出现在新生儿期，凭此可与 PFIC1、2、4、5 型鉴别，而且 GGT 明显增高，也是 PFIC3 的特点。治疗主要为药物治疗，包括熊去氧胆酸 UDCA 20 ～ 30 mg ／（kg·d）治疗，增加循环的胆汁酸（BA）池中亲水性指数；刺激肝细胞和胆管分泌作用；保护细胞免受 BA 和细胞因子引起的损伤；消胆胺。此外，还有肝移植。

【思考体会】遗传病不是儿童专利。儿童期发病，持续至成人（PFIC）；儿童期无症状，成人期以肝硬化或其并发症起病；成人期偶尔发现肝功能异常或黄疸；遗传缺陷是胆汁淤积症的重要病因；基因型和表型关系精准化，个性化治疗正在向我们走来；由于 PFIC 临床表现无特异性，除了尽快推动我国临床医生对 PFIC 的认识外，基因诊断在疑似疾病诊断中发挥非常重要的作用。

反复右上腹痛 10 年查因

广西医科大学第一附属医院　韦颖华　江建宁

一、病例基本信息

患者，女，43 岁，工人，主因"右侧腰腹部疼痛 5 年余"于 2014 年 1 月 10 日入院。

【现病史】患者于 2009 年起无明显诱因下反复出现右侧腰腹部胀痛不适，无放射痛，与进食、体位、劳累等无关。无恶心、呕吐、反酸、呃逆，无食欲下降，无皮肤、眼睛变黄，无尿色改变，无发热、皮疹、关节疼痛等。起病初期曾到当地医院行肝功能及腹部超声检查，自述结果无异常（未提供检测报告），未予以处理。此后，类似疼痛反复发作，疼痛发作无规律，自 2013 年 12 月初，自觉疼痛程度较前加重，遂来诊。患者病程中无长期发热、皮疹、关节痛，无呕血、黑便，精神、睡眠欠佳，食欲稍减，大小便正常，起病以来体重减轻 4 kg。为进一步诊治收住院。

【既往史、个人史、家族史】无高血压、糖尿病、冠心病，无病毒性肝炎病史及其传染病密切接触史，无结核病史及其密切接触史。2000 年因"子宫肌瘤"行全子宫及一侧卵巢切除术。2009 年和 2011 年因"乳房囊肿"行麦默通术。2011 年发现"卵巢囊肿"，未做特殊处理。2012 年因眼部脂肪瘤行手术治疗。无外伤、血制品输注史，无过敏史。2000 年前在原籍及广州生活，2000 年后在南宁生活，无血吸虫病疫水接触史，无地方病或传染病流行区居住史，无毒物、粉尘及放射性物质接触史，无吸烟史，无饮酒史，无食鱼生史，有间断自服中药史，无家族性遗传病、传染病史，无冠心病早发家族史，无高血压、糖尿病家族史。

【入院查体】体温 37.5 ℃，脉搏 95 次 / 分，呼吸 21 次 / 分，血压 131/83 mmHg，身高 159 cm，体重 60 kg；患者神智清楚，慢性肝病面容，皮肤巩膜无黄染，肤色晦暗，无明显肝掌及蜘蛛痣，下腹正中可见一长约 10 cm 陈旧性瘢痕。全身浅表淋巴结未扪及肿大，双手指关节未见肿胀及变形，心肺查体未见异常，腹部平坦，未见腹壁静脉曲张，腹肌软，无揉面感，无压痛、反跳痛及肌紧张，肝肋下未扪及，肝区无压痛及叩击痛，脾脏肋下 3 cm，质硬，无叩击痛，Murphy 征阴性，移动性浊音阳性，肠鸣音正常，双下肢凹陷性水肿。余常规查体未见异常。

【辅助检查】血常规：白细胞（WBC）5.70×10^9/L，血红蛋白（Hb）104 g/L，血小板（PLT）114×10^9/L；肝功能：谷丙转氨酶（ALT）30 U/L，谷草转氨酶（AST）34 U/L，谷氨酰转肽酶（GGT）97 U/L，碱性磷酸酶（ALP）183 U/L，总蛋白（TP）86.6 g/L，白蛋白（ALB）31.2 g/L，球蛋白（GLO）55.4 g/L，总胆红素（TBIL）12.5 μmol/L，直接胆红素（DBIL）3.5 μmol/L；消化系统肿瘤标志物：甲胎蛋白（AFP）1.39 ng/ml，癌胚抗原（CEA）0.98 ng/ml，CA199 0.6 U/ml；乙肝五项：乙型肝炎表面抗原（HBsAg）0.00 IU/ml，乙型肝炎表面抗体（HBsAb）：24.28 mIU/ml、乙型肝炎 E 抗原（HBeAg）0.02 PEIu/ml、乙型肝炎 E 抗体（HBeAb）1.98 PEIu/ml、乙型肝炎核心抗体（HBcAb）＞12.6 PEIu/ml；乙肝病毒 DNA ＜ 1000 cps/ml。腹部超声示：①肝光点增粗声像，肝内胆管壁增厚、回声增强声（肝不大表面尚平，肝下角变钝，肝实质回声光点增粗，分布欠均匀，未见占位性病变。肝血管尚清晰，肝内胆管壁回声增粗、增强，未见扩张。门静脉主干内未见异常回声。彩色多普勒血流显像：门静脉为进肝血流，肝静脉为出肝血流，彩色充盈好）。②胆囊切面大小、形态正常，壁不厚，内未见异常回声。胆总管未见扩张。（彩色多普勒血流显像：胆囊壁未见异常血流）。③脾大，脾门厚 5.3 cm，肋下探及 2.7 cm，脾内回声均匀，未见占位性病变。（彩色多普勒血流显像：脾血流分布未见异常）。④胰腺、双肾、输尿管未见异常。

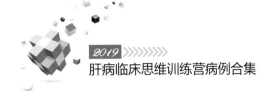

二、临床讨论

第一次临床讨论：根据患者的病史、体征、实验室检查，该患者初步诊断考虑是什么？进一步应完善哪些检查？

【入院诊断】肝硬化原因待查。

【病例特点】该病例为中年女性，反复右侧腰腹部疼痛 5 年余，体重稍降。体格检查示脾大、质地较硬。血常规提示轻度贫血及血小板减少，肝功能中谷氨酰胺转肽酶、球蛋白升高，白蛋白下降。腹部超声提示：肝不大表面尚平，肝下角变钝，肝实质回声光点增粗，分布欠均匀，肝内胆管壁回声增粗、增强，脾大。以上特点均指向肝硬化可能，需进一步确定并探寻肝硬化原因。相关疾病考虑如下。

（1）肝炎肝硬化：患者白蛋白轻度减低、血小板减少，影像学提示肝硬化、脾脏大，但乙肝血清学及病毒学指标皆阴性，完善丙肝及其他嗜肝病毒检测以协助诊断。

（2）寄生虫病：如日本血吸虫病：患者无疫水接触史，血常规嗜酸性粒细胞无增加，影像学无典型的网格状纤维增生，不符合该诊断。肝吸虫病：患者居住于肝吸虫病流行区域，虽否认食用淡水鱼生史，但腹部 B 超提示肝内胆管壁回声增强，谷氨酰胺转肽酶升高，未除外肝吸虫感染可能，完善多次大便集卵及肝吸虫酶标检测协助诊断。

（3）药物性肝炎：患者有不间断服用中药史，并不能排除药物性肝炎导致肝硬化，可行肝活检进一步排除。

（4）肝脏血管疾病：该患者有不间断服用中药史，长期腹痛，虽无腹水，但未能完全除外肝脏血管疾病，如血管栓塞及炎症性疾病、Budd-Chiari 综合征、肝窦阻塞综合征等，可以完善腹部血管彩色多普勒检查、CT 血管成像检查协助诊断。

（5）自身免疫性肝病：包括自身免疫性肝炎、原发性胆汁性肝硬化、原发性硬化性胆管炎等，可进一步完善免疫球蛋白、影像学、自身免疫抗体检查及肝活检等协助诊断。

（6）遗传代谢性疾病：糖、脂、氨基酸、铜、铁代谢异常，以及先天性肝纤维化都可引起成人期肝硬化。需进一步除外肝豆状核变性、α₁-抗胰蛋白酶缺乏性肝病、血色病等。可完善 K-F 环、尿铜、铜蓝蛋白、血清铁蛋白、转铁蛋白等指标及肝活检、基因测序等协助诊断。

（7）肝脏肿瘤性疾病：患者虽有腹痛、体重下降、肝硬化，但病程较长，疾病进展慢，肿瘤抗原标记物及B超未支持，可进一步行腹部增强CT以排除。

【入院后完善检查】

（1）血常规：WBC 7.36×10^9/L，Hb 107 g/L，PLT 107×10^9/L。

（2）生化检查：ALT 15 U/L，AST 18 U/L，GGT 85 U/L，ALP 185 U/L，TBIL 10.7 μmol/L，DBIL 5.9 μmol/L，ALB 31.8 g/L，GLO 52 g/L。肾功能无异常。

（3）尿及大便常规未见异常。大便未找见寄生虫卵。

（4）病毒学：丙肝病毒抗体（抗-HCV）、甲肝病毒抗体（抗-HAV IgM），戊肝病毒抗体（抗-HEV IgM）均阴性。

（5）凝血功能正常。

（6）肝吸虫抗体阴性。

（7）免疫球蛋白：IgA 7.13 G/L，IgM 1.49 G/L，IgG 28.46 G/L。

（8）自身抗体：抗核抗体、线粒体抗体、ENA 抗体、抗肝肾微粒体抗体等均无异常。

（9）肿瘤标志物：甲胎蛋白（AFP）1.69 ng/ml，癌胚抗原（CEA）0.65 ng/ml，CA125 17.12 U/ml，CA199 0.6 U/ml，CA153 11.68 U/ml。

（10）血清铜 29.5 μmol/L（12～23.6），铜蓝蛋白 304.9 mg/L（180～450），24 小时尿铜 0.4 μmol/24 小时；空腹血糖 5.6 mmol/L；总胆固醇 5.72 mmol/L，甘油三酯 2.1 μmol/L。

（11）胸片：未见异常。

（12）心电图：窦性心律，T 波改变。

（13）腹部增强 CT（图 17-1）：①肝脏异常强化改变：不排除弥漫型肝癌并心膈角淋巴结转移，建议 MRI 平扫及增强检查协诊；②肝硬化并门脉高压，脾大。

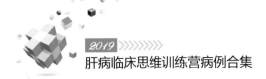
（14）肝穿刺活检（图 17-2）：两小条组织，长 0.8 ～ 1.0 cm，全制片。镜检见：肝结构尚好，窦索结构存在，部分肝窦扩张，部分肝细胞水肿变性，部分肝细胞核内空泡形成，汇管区未见明显扩大。有少量慢性炎细胞反应，片内未见肿瘤。特染：铁（－），铜（－），PAS 及 D-PAS 未见异常。

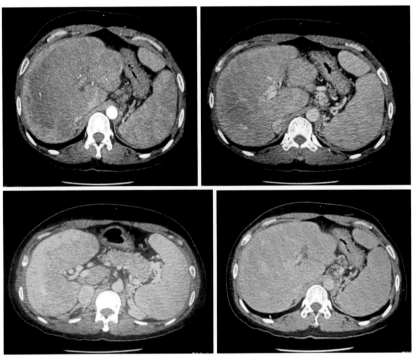

图 17-1　上腹部增强 CT 检查

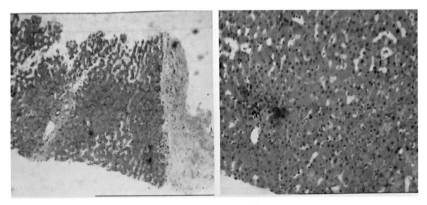

图 17-2　肝穿刺活检结果

第二次临床讨论：患者最可能的诊断是什么？进一步处理？

经过腹部 CT 等进一步检查，患者肝硬化的诊断基本明确，但常见的肝炎病毒学阴性，肝脏活检病理未见明显的炎症细胞浸润，汇管区纤维化不明显，不支持病毒性肝炎的诊断。而当地常见寄生虫学检查，自免肝抗体检测、影像学及肝脏病理结果亦不支持寄生虫所致肝硬化、自身免疫性肝病及药物性肝炎所致肝硬化。该患者腹部增强 CT 虽提示肝脏异常强化改变，未能除外肝癌，但无论是病程、病情进展、肿瘤标志物或病理均未有进一步依据支持肿瘤诊断。再次回顾病史特点，根据中年女性，腹痛反复，病情进展慢，肝硬化但肝脏并非缩小，门脉高压，脾大明显，部分肝窦扩张，部分肝细胞水肿变性等特点，考虑患者可能存在肝脏血管或遗传代谢方面疾病，建议患者进一步筛查血管多普勒、CTV、CTA、其他代谢及基因方面检测以明确诊断，但患者因经济拮据未能施行。

患者自 2014 年出院至 2018 年 2 月仍反复出现右侧腰腹部隐胀痛不适，能坚持正常工作生活，精神、食欲、睡眠、二便等一般情况尚可，查体面色稍晦暗、腹壁静脉显露，脾肋下约 3 cm 可及。

2018 年 2 月复查血常规无异常。肝功能：GGT 123 U/L，ALP 202 U/L，TP 86.1 g/L，ALB 31.9 g/L，GLO 54.2 g/L，胆红素及转氨酶均正常。胃镜：①慢性糜烂性胃窦炎；②食管静脉曲张中度，胃底静脉曲张 GOV1。腹部超声多普勒：①肝硬化声像；②肝右静脉汇入下腔静脉处管腔变窄（Budd–Chiari 综合征？建议进一步检查）；③门静脉周围弯曲管状回声；④脾大；⑤胆回声未见异常。进一步腹部 CTV（图 17-3）：①肝硬化，门静脉高压、门脉海绵样变性并侧支循环形成，脾大；②肝实质肝门周围中心区域强化密度稍减低并占位效应，考虑肝细胞变性（脂肪变、纤维化？）并再生结节形成，必要时建议 MRI+ 普美显增强进一步检查；③ CTV 见肝静脉及下腔静脉肝段受压稍变窄；门脉海绵样变性并侧支循环血管形成；④右心膈角区强化结节灶，考虑心膈角静脉曲张。

建议患者再次行肝穿病理及相关免疫、基因检测，患者拒绝。请病理科重新审阅 2014 年肝穿组织病理片，结果示：送检肝穿组织显微镜下见肝小叶结构存在，肝细胞排列整齐，中央静脉及其周围肝窦扩张明显，未见坏死，周边个别肝细胞脂肪变性，汇管区稍扩大，少许胶原纤维增生，散在个别炎细胞浸润，小叶间静脉稍扩张，小叶间动脉未见纤维化，小叶间胆管未见增生。未见肝硬化及肿瘤。诊断：该例提示为肝流出道狭窄，请结合临床进一步除外 Budd-Chiari 综合征。

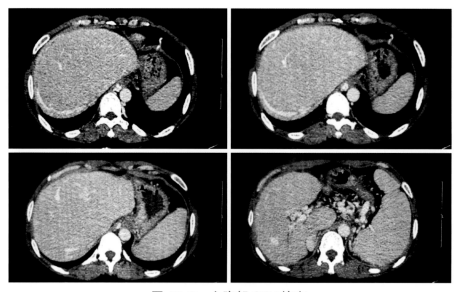

图 17-3　上腹部 CTV 检查

【最终诊断】① Budd-Chiari 综合征，门脉高压，脾大，食管、胃底静脉曲张；②肝硬化（原因未明）；③慢性糜烂性胃窦炎。

【治疗转归】患者门脉高压明显，血管迂曲，外科评估手术风险高，不宜手术治疗，建议随访观察。长期随访患者仍有反复右上腹隐胀痛，程度较轻。无呕血、黑便等现象，无黄疸、腹水，脾脏无继续增大，无双下肢水肿。监测血常规示血红蛋白较前回升，血小板正常，肝功能除仍有低白蛋白、高球蛋白、谷氨酰胺转肽酶稍高外，其余指标无异常。肾功能、凝血正常。尿常规数次提示尿蛋白（＋），余无异常。2019 年初复测 B 超仍提示肝硬化声像、门静脉周围弯曲管状回声（海绵样改变？）、脾大（脾门厚约 5.1 cm，肋下探及 2.9 cm）。

三、诊疗体会

布加综合征（Budd-Chiari Syndrome，BCS），是指由各种原因所致肝静脉及其开口以上段下腔静脉闭塞引起的，常伴有下腔静脉高压为特点的一种肝后门脉高压症。阻塞可发生在从肝小静脉到下腔静脉与右心房交汇处的任何部位。亚洲国家以单纯下腔静脉阻塞或者下腔静脉合并肝静脉阻塞为主，西方国家以单纯肝静脉阻塞为主。

BCS 分为原发性和继发性，原发性主要是由血管本身病变（血栓形成或静脉炎）所致，而继发性主要由于静脉外的疾病压迫与浸润（良恶性肿瘤、脓肿、囊肿等）引起，也有较多病因未明者。

BCS 临床主要表现为：①门静脉高压症状和体征，如急性或慢性上腹部疼痛、腹水或肝脏肿大；②下腔静脉高压症状和体征，如双下肢水肿、静脉曲张、溃疡形成，腰骶部、胸腹壁由下向上的静脉曲张；③继发于门脉高压及下腔静脉高压的症状和体征，如脾亢、活动后心悸、气促等。BCS 主要靠影像学检查确诊。影像学、血管造影提供的肝静脉或下腔静脉阻塞及侧支循环建立的直接证据可作为 BCS 明确诊断的依据。多普勒超声为确诊 BCS 最方便、快捷而可靠的方法，CT 或 MRI 可作为进一步确诊的检查或多普勒超声的替代检查。BCS 的治疗主要包括抗凝治疗，行经皮血管成形或支架置入术（有症状 BCS 患者需明确静脉阻塞情况后评估其是否适合行此手术）。经颈内静脉肝内门体分流术（TIPS）：经抗凝治疗未出现持续性缓解（无论是否已行血管成形术），如 TIPS 失败，或一般情况未改善及发生急性肝衰竭则考虑肝移植治疗。

该例患者考虑为继发性 BCS，症状不典型，虽门脉高压明显，脾大，但无明显脾功能亢进表现，无腹水，无明显体表静脉曲张，高度代偿，容易忽略肝脏血管方面疾病。通过对该例患者的诊治，我们认识到对于以腹痛为主要症状的不明原因肝脏疾病应注意排查血管性疾病，常规进行超声多普勒筛查或进一步 CTV 或 CTA 检测，应重视影像学及肝组织病理在肝血管疾病诊断及鉴别诊断中的作用。该例患者影像学因肝脏异常强化曾误诊为肝脏肿瘤，

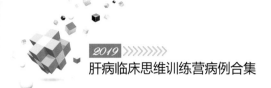

临床上应注意通过典型影像学改变，病史及病理进行鉴别。肝血管性疾病的病理诊断，需要密切结合临床表现、影像学检查及不同病变部位病理组织特点进行综合分析。

不明原因肝硬化待查

福建医科大学附属第一医院　黄娇凤　张　滢　董　菁

一、病例基本信息

患者，男，67岁，农民，主因"腹胀6月余，加重伴眼黄、尿黄2个月"于2018年2月3日入院。

【现病史】患者入院前6个多月无明显诱因出现中上腹胀，无腹痛、腹泻，无恶心、呕吐，无乏力、食欲缺乏，无眼黄、尿黄、皮肤黄，无关节痛等不适，未重视，未诊治，腹胀持续。2个多月前自行服用中药（具体方剂不详）治疗2周，感腹胀症状进行性加重，呈全腹胀，自觉腹围增大，伴眼黄、尿黄、皮肤黄，尿色呈茶色，遂就诊于当地市医院。查血常规：白细胞（WBC）2.64×10^9/L，血红蛋白（Hb）105 g/L，血小板（PLT）132×10^9/L；生化全套：总胆红素（TBIL）43.2 μmol/L，直接胆红素（DBIL）25.8 μmol/L，白蛋白（ALB）39.3 g/L，球蛋白（GLO）51.4 g/L↑，谷丙转氨酶（ALT）100 U/L，谷草转氨酶（AST）125 U/L，谷氨酰转肽酶（GGT）974 U/L，碱性磷酸酶（ALP）512 U/L。凝血全套：凝血酶原时间（PT）12.5秒，国际标准化比值（INR）1.11；乙肝表面抗原（HBsAg）、甲、丙、戊型肝炎抗体及自身肝病抗体均阴性；血清IgG 27 g/L；IgM < 0.1 g/L；AFP 7.04 ng/ml；TORCH全套阴性，铜蓝蛋白、甲状腺功能正常；上腹MRI+MRCP：肝脏增大，质地增粗，信号不均，肝内多发小囊肿；肝Ⅲ段小血管瘤，肝脾含铁血黄素沉着；胆囊壁毛糙，胆囊炎？胰管稍增宽；腹水；扫及胃壁增厚。当地予以保肝、利尿、抗感染治疗后，患者出现恶心、呕吐，且黄疸进行性加重。10天后复查肝功能：

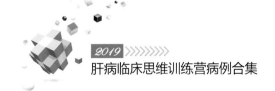

TBIL 103.1 μmol/L，DBIL 69.0 μmol/L，ALB 27.8 g/L，ALT 62 U/L，AST 92 U/L，GGT 608 U/L，ALP 579 U/L。为求进一步诊治，转诊我科。自发病以来精神差，乏力明显，食欲减退，睡眠欠佳，2 个月体重下降约 4 kg。

【既往史、个人史、家族史】平时体健，无高血压、糖尿病病史，无肝炎、结核等传染病病史，无外伤、手术、血制品输注史，无过敏史，预防接种史不详。久居地无毒物、粉尘及放射性物质接触史，无疫区疫水接触史；无吸烟病史；饮酒史 10 余年，每天约 2 两药酒，折合酒精量 16 g/d。无肝病、肿瘤等家族性遗传病、传染病史，无冠心病早发家族史，无高血压、糖尿病家族史。

【入院查体】体温 36.2 ℃，脉搏 73 次 / 分，呼吸 19 次 / 分，血压 116/73 mmHg。神清，全身皮肤、巩膜中度黄染，未见肝掌、蜘蛛痣、皮疹，浅表淋巴结未触及，颈静脉无怒张，双肺呼吸音清，未闻及干、湿性啰音；心界无扩大，心律齐，各心脏瓣膜听诊区未闻及杂音，腹稍膨隆，未见腹壁静脉曲张，腹软，全腹无压痛、反跳痛，肝肋下 2 cm 可及，剑突下未及，脾肋下未及，移动性浊音（＋），肝区未及叩击痛，肠鸣音 3 次 / 分，双下肢重度凹陷性水肿。

【入院后完善检查】

（1）血常规：WBC 3.52×10^9/L，Hb 101 g/L，PLT 185×10^9/L，嗜酸性粒细胞 0.9×10^9 /L。尿常规、粪常规：未见异常。血肌酐 50.6 μmol/L；CA125 575.20 U/ml↑；AFP-L3、CEA、CA199、TPSA、FPSA 均未见异常，铜蓝蛋白、甲状腺功能均正常（表 18-1）。

表 18-1　肝功能等指标变化趋势

日期	肝功能									
	TBIL（μmol/L）	DBIL（μmol/L）	ALB（g/L）	GLO（g/L）	ALT（U/L）	AST（U/L）	GGT（U/L）	ALP（U/L）	IgG（g/L）	PT（INR）
2017 年 11 月 24 日	43	25.8	39.3	51.4	100	125	974	512	27	12.5（1.1）
2017 年 11 月 29 日	51.6	34.8	32.2	43.2	94	135	848	444		

续表

日期	肝功能									
	TBIL（μmol/L）	DBIL（μmol/L）	ALB（g/L）	GLO（g/L）	ALT（U/L）	AST（U/L）	GGT（U/L）	ALP（U/L）	IgG（g/L）	PT（INR）
2017年12月4日	69	42.6	27.9	42	63	87	664	524		
2017年12月9日	103	69	27.8		62	92	608	579		
2018年2月4日	152	128	24.3	41.6	51	81	306	403	26	12.7（1.1）

（2）病毒学：HBsAg，高敏 HBV-DNA（< 20 IU/ml），甲、丙、丁、戊肝抗体，EB 病毒抗体、HIV 抗体、梅毒抗体均阴性。

（3）免疫性指标：抗核抗体、抗线粒体抗体、抗平滑肌抗体、抗肝肾微粒体抗体、抗 dsDNA 均阴性；IgG 26.90 g/L，IgM、IgA、IgG4 正常。

（4）腹水检查：外观见淡黄色透明无凝块，李凡他实验阴性，白细胞数 53×10^6/L。腹水生化：乳酸脱氢酶 196 U/L，腹水腺苷脱氨酶 3.1 mmol/L。腹水白蛋白 8.2 g/L。SAAG 16.1 g/L。腹水病理：见增生的间皮细胞，未见明确的瘤细胞。

（5）胸部 CT（图 18-1）：①肺炎症，以双肺下叶为著；②右肺尖钙化灶；③纵隔内及双肺门多发淋巴结影，部分伴钙化；④胸腔、腹腔积液；⑤主动脉硬化、心脏增大。

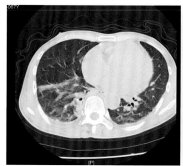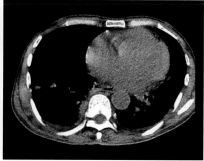

图 18-1　胸部 CT 检查

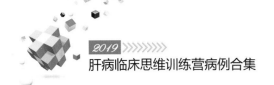
（6）上腹部 MRI 增强 +MRCP（图 18-2）：肝肿大，肝硬化？腹水，食管下段 – 胃底静脉曲张；MRCP 未见异常。

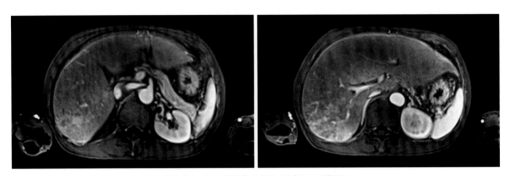

图 18-2　肝脏 MRI 平扫 + 增强

二、临床讨论

第一次临床讨论：根据患者病史、症状、体征及辅助检查，肝硬化原因考虑什么？

相关考虑如下：

（1）酒精性肝硬化：支持——有饮酒史 10 余年，影像学提示肝大；不支持——平均每日酒精摄入量＜ 40 g，戒酒后肝功能无好转。

（2）药物性肝损伤：支持——有服用中草药病史，服药后出现黄疸进行性升高；不支持——服药前黄疸已出现，停药后肝功能无好转。

（3）原发性硬化性胆管炎（PSC）/IgG4 相关性胆管炎：支持——男性，胆汁淤积的临床表现及生化学表现，球蛋白升高；不支持——IgG4 等自身免疫指标均阴性，MRCP 无串珠样改变（无肝内外胆管多灶性狭窄的证据），肝穿刺未做。

（4）原发性胆汁性胆管炎（PBC）：支持——乏力、黄疸、皮肤瘙痒等胆汁淤积的临床表现，存在腹水、食管胃底静脉等门脉高压表现，生化学检查以 ALP 等胆系酶升高为主，转氨酶仅轻度升高，高胆固醇血症；不支持——非中年女性，AMA、AMA-M2、ANA 等自身抗体均阴性，肝穿刺未做。

（5）Budd-Chiari 综合征：存在腹水、下肢水肿、食管胃底静脉等门脉高压表现，且肝大，但目前未做肝血管相关检查，不能明确诊断。

【进一步完善检查】

时值 2018 年春节，患者拒绝进一步检查，并于 2018 年 2 月 13 日出院。患者出院后因黄疸、腹胀进行性加重，于 2018 年 2 月 23 日再次入住我科，完善上腹部 CT 和肝脏病理检查。

（1）上腹部 CTV 检查（图 18-3）：肝静脉细小，下腔静脉上段管腔较狭小。

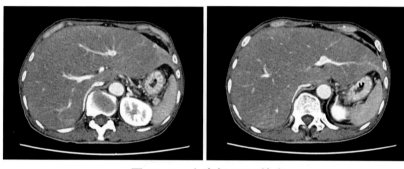

图 18-3　上腹部 CTV 检查

（2）肝组织病理（图 18-4）：大体所见灰黄色线样组织 1 条，长 1.5 cm，直径 0.1 cm；肝板萎缩，肝窦缩窄，内见均质粉染的淀粉样物质沉积，部分区域肝细胞淤胆，汇管区少量淋巴细胞浸润，部分胆管上皮萎缩。免疫组化：HBsAg、HBcAg 阴性，CK7（胆管上皮 +，祖细胞 ++），CK19（胆管上皮

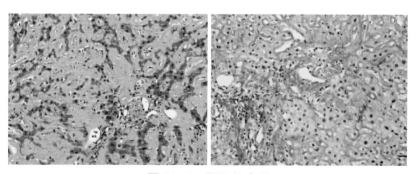

图 18-4　肝组织病理

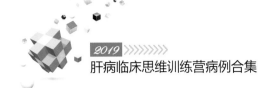

+），CK8/18（肝细胞 +），Hep（肝细胞 +）。特殊染色：网状纤维染色（肝板结构存在），Masson 染色（肝窦内淡而均质物质沉积），D-PAS 及 PAS 染色（未见 α_1- 抗胰蛋白酶小体），刚果红染色（肝窦内淀粉样物质沉积），铁染色（未见含铁血黄素沉积）。

第二次临床讨论：患者的最终诊断是什么？

经过完善肝脏血管及肝脏组织学检查，目前我们考虑 Budd-Chiari 综合征能解释腹水、下肢水肿、静脉曲张、胆汁淤积、肝大，但不能解释均质刚果红染色阳性，且不能解释患者 IgG 持续增高。肝组织病理提示肝窦内见均质粉染的淀粉样物质沉积，以及刚果红染色阳性，提示该病为肝淀粉样变性。因淀粉样变性为系统性疾病，可累及多脏器。因此，我们进一步完善检查提示：

（1）舌体、肾脏无肿大。

（2）尿本周蛋白：阴性。

（3）血 β_2- 微球蛋白 4.75 mg/L ↑。

（4）电子胃十二指肠镜：食道静脉显露（未取病理）。

（5）心脏彩超：未见心脏扩大，房室大小及 LVEF 值正常，升主动脉增宽；骨密度：骨量正常。

（6）免疫蛋白电泳：血清免疫球蛋白 G 40.8 g/L，血清轻链 lam 24.2 g/L，γ 球蛋白 35.2%。血清蛋白电泳：在 γ 区可见一 M 峰，IgG、λ 在 γ 区可见异常浓聚带。

进一步查阅文献，对于多发性骨髓瘤和意义未明的单克隆丙种球蛋白病患者，应警惕合并轻链型淀粉样变性的可能，因此我们完善骨髓检查。

（7）骨髓检查结果（图 18-5）：①血髓象：幼稚浆细胞 10%，胞体大小不等，有丝状或伪足状突起，胞浆灰蓝色含细小空泡，核圆形染色质呈粗颗粒状，核仁隐约可见；红系比例增高，增生性贫血可能性大。②嗜酸性粒细胞比例增高：（分叶核）12%（血片），7%（髓片）。根据多发性骨髓瘤诊断标准，目前考虑多发性骨髓瘤诊断明确。

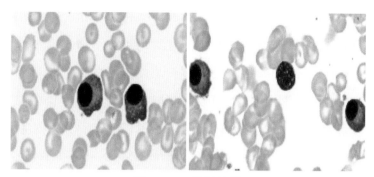

图 18-5　骨髓涂片

【最终诊断】继发性肝淀粉样变性，多发性骨髓瘤。

【治疗】静脉复方甘草酸苷、还原型谷胱甘肽、腺苷蛋氨酸等保护肝细胞，补充白蛋白、利尿、放腹水等治疗，肝功能未见明显改善。目前多发性骨髓瘤诊断明确，建议转血液科进一步治疗，患者及其家属拒绝，最终自动出院，目前已死亡。

三、诊疗体会

淀粉样变性（amyloidosis of liver）是由于淀粉样蛋白沉积在细胞外基质，造成沉积部位组织和器官损伤的一组疾病，可累及多种器官及组织。肝脏受累为肝淀粉样变性，常为系统性淀粉样变性的一部分。大部分肝淀粉样变性起病隐匿，早期症状轻微，肝功能表现为 ALP、GGT 等胆系酶增高为主，ALT 和 AST 多为轻度升高，轻度胆红素增高，肝脏影像学检查提示肝脏弥漫性增大。肝组织活检是诊断肝淀粉样变性的金标准，光学显微镜下观察到 HE 染色呈粉红色，刚果红染色呈橘红色的淀粉样物质时才可确诊，但活检出血风险较高。肝淀粉样变性目前暂无特异性治疗方法，研究表明硼替佐米、环磷酰胺、地塞米松、来那度胺、美法仑等药物有一定的治疗效果，有条件可考虑肝移植。10% ～ 15% 多发性骨髓瘤患者可以出现继发性轻链型淀粉样变。因此，肝淀粉样变性患者建议进一步完善血清免疫固定电泳、骨髓穿刺等协助诊断是否合并多发性骨髓瘤。

通过对该例患者的学习，我们总结以下几点体会：①对于诊断不明的患

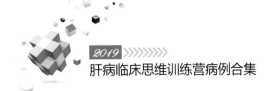

者，肝脏血管检查等辅助检查仅能作为参考，在风险可控范围内，肝穿刺活检仍然是明确诊断的主要手段。②可疑肝淀粉样变，但肝穿刺活检出血风险较大的患者，可考虑先从容易取得的组织（如皮下脂肪、骨髓、唾液腺）中取得诊断性活检样本，腹部脂肪抽吸是获取组织行刚果红染色最简单易行的方法。③存在球蛋白升高，常规行血清免疫蛋白电泳检查。④对于存在单克隆免疫球蛋白升高的患者，需尽快行骨髓穿刺检查以明确有无合并血液系统疾病。

反复多浆膜腔积液

江苏省人民医院　蒋龙凤　翁亚丽　李　军

一、病例基本信息

患者，男，35岁，公务员，已婚，主因"发现多浆膜腔积液3个月余，腹胀乏力10余日"于2017年7月18日、2017年10月2日及2018年4月11日入院。

【现病史】患者2017年7月初因双足水肿至当地中医院住院治疗，腹部CT平扫+增强扫描示：①肝脏小囊肿，左肾小囊肿；②脾肿大，门脉高压征象；③腹盆腔积液、腹腔及腹膜后多发淋巴结；④多个异常密度增高影，考虑转移。胸部CT：双侧胸腔积液、心包积液、两侧腋窝及纵隔多发小淋巴结。予以对症治疗，有所缓解，后又再次反复，故在7月中旬第一次来我院就诊。2017年7月18日第一次来我院综合内科住院，查血常规：WBC 1.85×10⁹/L，NE 1.22×10⁹/L，Hb 106 g/L，PLT 83×10⁹/L。BNP 363.6 pg/ml。PCT 0.436 ng/ml。免疫五项组套：补体C3 0.80 g/L；生化：ALT 5.3 U/L，AST 7.5 U/L，TP 54.5 g/L，ALB 37.6 g/L，ADA 7.3 U/L，K 3.27 mmol/L，Ca 2.11 mmol/L；凝血功能：PT 15.1秒，APTT 42.7秒；β_2-微球蛋白2.75 mg/L；粪常规、铁蛋白、肿瘤标志物、血沉、抗核抗体检查正常。头颅CT未见明显异常。胸部CT示：两侧胸腔积液伴两肺下叶膨胀不全。心包积液。腹部CT提示：腹腔积液。肝脏多发微小囊肿；肝S6稍低密度影，性质待定。脾大；脾脏低密度影，性质待定。肝门、肠系膜及腹主动脉周围见多发稍大淋巴结骨内高密度

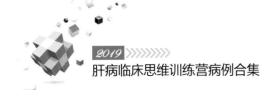

影。左侧肾脏囊肿。PET-CT 检查：①全身骨内弥漫多发结节状密度增高影，部分病灶 FDG 代谢轻度增高，建议必要时骨穿检查明确；②脾脏明显增大，FDG 代谢弥漫性轻度增高；双侧腋窝、纵隔、腹膜后、肠系膜根部、肠系膜区多发稍大淋巴结，FDG 代谢不同程度轻度增高，血液淋巴系统病变待排，请结合临床；③双侧胸腔、双侧结肠旁沟及盆底积液。胃肠镜检查提示：结直肠黏膜大致正常。胃息肉（基本夹除）；慢性胃炎。骨髓提示：粒系、红系、巨核系细胞增生活跃；骨髓病理送检组织大部分为骨质，骨髓增生大致正常（50%），粒、红细胞比大致正常，粒系细胞以中性中幼粒细胞及以下阶段为主。红系细胞增生大致正常，以中晚幼红细胞为主，巨核细胞 0-2/ 骨小梁间，以分叶核巨核细胞为主。骨髓流式：CD4/CD8 淋巴细胞比例倒置。患者经过口服复方谷氨酰胺保护肠黏膜、双歧三联活菌调节肠道菌群，口服呋塞米、螺内酯利尿消肿，头孢地嗪抗感染，于 2017 年 7 月 31 日好转出院。出院后患者一直门诊定期随访。2017 年 10 月 2 日至我院门诊复查，再次出现左侧胸腔积液。于情绪紧张时伴有腹泻，无腹痛，无明显咳嗽咳痰，无胸闷、腹胀，无恶心呕吐，无发热，食欲睡眠尚可，小便如常，近半年体重减轻约 5 kg。故再次入住综合内科。检查结果：C 反应蛋白 22.68 mg/L；降钙素原检测 0.363 ng/ml。血常规：WBC 1.25×10^9/L，LY 0.42×10^9/L，MO 0.07×10^9/L，NE 0.71×10^9/L，Hb 105 g/L，血小板 82×10^9/L；凝血检查：PT 15.20 秒，APTT 45.70 秒；尿常规：尿隐血 1+，尿蛋白 +/-，红细胞 43.90 个 /μl。生化全套：ALT 9.0 U/L，AST 10.5 U/L，GGT 60 U/L，LDH 85 U/L，TC 1.81 mmol/L，总蛋白 52.6 g/L，白蛋白 36.5 g/L，球蛋白 16.1 g/L。肿瘤标志物：正常（AFP、CEA、CA199、CA724、CYFRA211、NSE、PSA）。铁蛋白测定：104.1 ng/ml（正常）。输血前 8 项组套：HBsAb 阳性。戊型肝炎 IgG+IgM 抗体均阴性，甲状腺功能正常。结核感染 T 细胞检测阴性。结核抗体测定：阴性（－）；PPD 阴性。免疫五项组套：免疫球蛋白 G 6.99 g/L，补体 C3 0.75 g/L。风湿三项组套：正常。自身抗体：阴性（ANA+ 抗 ENA 多肽、ANCA、自免肝抗体）。右侧胸水：常规见黄色清亮，细胞计数 263 个 /μl，单核 78%，多核 22%，李凡它试验弱阳性。胸水生化：LDH 59 U/L，ADA 1.8 U/L，TP 35.4 g/L。胸水肿瘤标志物

6 项：细胞角蛋白 19 片段 5.83 ng/ml，余正常。胸水培养阴性，胸水脱落细胞阴性，痰培养 + 药敏阴性。二维超声心动图：少量心包积液（左室后壁之后见 5 mm 液性暗区）。EF：61.9%。胸腹部 B 超：胸腹腔积液。脾静脉增宽（15.4 mm）伴脾大（168 mm × 68 mm），肝胆胰未见明显异常。

全腹部增强 CT（2017 年 7 月 18 日）：两侧胸腔积液伴两肺下叶膨胀不全、心包积液、腹腔积液；肝 S6 稍低密度影，性质待定；脾大；脾脏低密度影。肝门、肠系膜及腹主动脉周围见多发稍大淋巴结（图 19-1）。

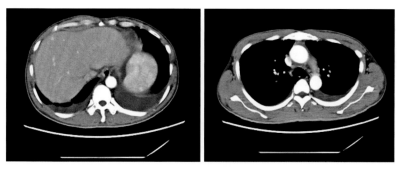

图 19-1　全腹部增强 CT

予以头孢唑肟钠抗感染，呋塞米、螺内酯、托拉塞米利尿，还原型谷胱甘肽护肝，枸橼酸钾颗粒调整血钾，补充蛋白、抽液减压等对症治疗，好转出院。患者于 2017 年 10 月 19 日治疗好转后，门诊口服"多烯磷脂酰胆碱胶囊每次 1 片，3 次 / 日；呋塞米每次 1 片，1 次 / 日；螺内酯每次 1 片，2 次 / 日；金水宝每次 1 片，3 次 / 日"等治疗后，病情一度平稳。

患者 2018 年 4 月 11 日因"发现多浆膜腔积液半年余，腹胀乏力 10 余日"再次入住综合内科治疗。主要症状：近 10 天患者自觉症状加重，腹胀明显，且全身乏力。有胸闷，睡觉时仅能采用右侧卧位。入院后检查结果显示血常规：WBC 2.1×10^9/L，NE 1.37×10^9/L，Hb 81 g/L，PLT 68×10^9/L。生化：ALT 8.3 U/L，AST 9.0 U/L，ALP 124.5 U/L，GGT 93.4 U/L，LDH 102 U/L，TP 56.2 g/L，ALB 33.4 g/L。凝血：PT 16.30 s，APTT 34.70 s，D- 二聚体 0.83 mg/L。甲功：FT3 2.34 pmol/L，TSH 5.240 mIU/L。血氨、肿瘤标志物、糖化血红蛋白均正

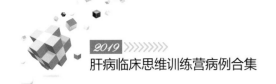

常，前列腺肿瘤标志物、血同型半胱氨酸均正常。

【既往史、个人史、家族史】无高血压、糖尿病、冠心病，无病毒性肝炎病史及其密切接触史，无结核病史及其密切接触史，无手术、外伤、血制品输注史，无过敏史。久居原籍，无毒物、粉尘及放射性物质接触史，无吸烟。仔细追问近两年有大量饮酒史，其中 2015 至 2016 年间饮酒较多，每周 2～3 次，每次 1～2 斤白酒。无家族性遗传病、传染病史，无冠心病早发家族史，无高血压、糖尿病家族史。否认肝炎、结核病史及密切接触史。否认外伤、手术、输血史及食物药物过敏史。

【入院查体】神志清，体形消瘦，左侧腋窝可触及数枚肿大淋巴结，质软，无压痛，活动度可。右下肺叩诊浊音。两肺听诊呼吸音低，未闻及明显干、湿性啰音。心率 80 次 / 分，心律齐，各瓣膜听诊区未闻及病理性杂音。腹软，无压痛及反跳痛，肝肋下 4 指，巨脾，甲乙线 11 cm，甲丙线 13 cm，丁戊线 3 cm，Murphy 征阴性，双侧肾区未及叩痛，移动性浊音（±）。左下肢水肿，四肢末梢发绀，皮温偏低。

二、临床讨论

第一次临床讨论：该例患者为中年男性，发现多浆膜腔积液 3 月余，腹胀乏力 10 余日。体格检查见脾大，质地软。血常规白细胞和血小板偏低，凝血指标基本正常。肝炎病毒标志物阴性。自身免疫性抗体均阴性。腹部超声：胸腹腔积液。脾静脉增宽伴脾大。肝胆胰未见明显异常。多浆膜腔积液的病因是什么？

【入院诊断】多浆膜腔积液（肝硬化可能），胸腔积液（炎性积液可能），脾功能亢进，高血压病。

【病例特点】结合患者病例特点，我们以多浆膜腔积液的鉴别诊断为切入点。需重点鉴别肝硬化（酒精性）、药物性肝损伤，以及化学毒物性肝损伤、代谢性肝病、结核感染、血液系统疾病等。

1. 肝硬化（酒精性）？

（1）超声提示胸腹腔积液，脾静脉增宽伴脾大。

（2）肝炎病毒标志物：HBV-M，HCV-Ab，HEV-IgM，HEV-IgG 均阴性。

（3）非嗜肝病毒检测：EBV-DNA、CMV-DNA 均阴性。

（4）自身免疫性抗体：均阴性。

（5）近两年有大量饮酒史。

2. 药物性肝损伤，化学毒物性肝损伤？

患者无长期服药史。慢性药物性肝炎易导致反复发作，一般病程 1 年以上，肝脏病理肝小叶三区的坏死灶可提示药物性肝炎，激素治疗效果好，不做肝穿刺无依据。同时否认化学毒物接触史，不支持化学毒物性肝损伤。

3. 代谢性肝病？

包括由于先天性碳水化合物代谢障碍引起的果糖不耐受症、半乳糖血症、糖原积累症（Ⅰ、Ⅲ、Ⅳ型），先天性脂质代谢障碍引起的 Wolman 病、胆固醇酯积存病，由于先天性蛋白质障碍引起的酪氨酸血症，胆汁酸代谢障碍引起的 Byler 病、Zellweger 综合征，胆红素代谢障碍所致的先天性非溶血性黄疸如 Gilbert 综合征、Dubin-Johnson 综合征等，以及由于铜和铁等先天性代谢障碍所致的肝豆状核变性和血色病等。

4. 结核感染？

患者有多浆膜腔积液，且胸腹水性质为渗出液，需要排除结核感染可能。相关结核的检查均阴性。

5. 血液系统疾病？

（1）患者有白细胞和血小板下降，且伴有脾大。

（2）PET-CT 检查：①全身骨内弥漫多发结节状密度增高影，部分病灶 FDG 代谢轻度增高，建议必要时骨穿检查明确诊断；②脾脏明显增大，FDG 代谢弥漫性轻度增高；双侧腋窝、纵隔、腹膜后、肠系膜根部、肠系膜区多发稍大淋巴结，FDG 代谢不同程度轻度增高。

（3）骨髓检查及骨髓病理，流式未见明显异常。

【入院后完善检查】

（1）胸腹部CT（2018 年 5 月 11 日）：两侧胸腔积液伴两肺局限性膨胀不全，较前 2017 年 7 月 18 日明显进展。右肺上叶少许炎症可能，较前新发，随访。

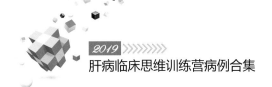

心包少量积液，较前相仿。腹腔、盆腔积液，较前进展。肝脏及左肾囊肿可能。脾大，脾内小片稍低密度。腹膜后及肠系膜根部多发肿大淋巴结，较前稍增大，必要时增强检查。多发骨内高密度影，较前大致相仿。

（2）肝纤四项：透明质酸 154.79 g/ml。

（3）胸水常规、胸水生化、胸水肿瘤指标、BNP、粪常规、尿常规未见异常。

（4）腹水常规、生化、肿瘤指标、脱落细胞、细胞形态学检查均未见异常。

（5）门静脉血流及腹部 B 超：肝、脾大。门脉血流目前未见明显异常。

治疗上先后给予头孢唑肟、莫西沙星联合替加环素、比阿培南联合利奈唑胺、亚胺培南抗感染，辅以氨溴索化痰，氨茶碱平喘，异甘草酸镁、水飞蓟素护肝，复方盐酸阿米洛利片、呋塞米利尿，补钾、左甲状腺素钠片补充甲状腺激素，利可君、注射用重组人白细胞素 -11 升血小板、重组人粒细胞刺激因子注射液升白细胞，甲钴胺营养神经等对症支持治疗，治疗效果仍不理想。患者于 2018 年 5 月 11 日转入我科治疗，入我科查体：发育正常，神志清，体型消瘦，左侧腋窝可触及数枚肿大淋巴结，质软，无压痛，活动度可。胸廓对称，两侧呼吸动度对称，右中下肺叩诊浊音。两肺听诊呼吸音低，未闻及明显干、湿性啰音。腹软，无压痛及反跳痛，肝肋下 4 指，脾肋下 4 指，Murphy 征阴性，双侧肾区未及叩痛，移动性浊音（＋）。颈无抵抗，四肢肌力、肌张力正常，双侧病理反射（－）。脑膜刺激征阴性。

随后复查结果（2018 年 5 月 12 日）血常规：WBC 2.45×10^9/L，Hb 65 g/L，PLT 53×10^9/L。凝血五项组合：凝血酶原时间 17.50 秒↑，部分凝血活酶活化时间 42.00 秒↑，D- 二聚体 1.42 mg/L ↑。生化全套Ⅰ：丙氨酸氨基转氨酶 6.1 U/L ↓，天门冬氨酸氨基转移酶 8.9 U/L ↓，L-γ- 谷氨酰转肽酶 89.2 U/L ↑，碱性磷酸酶 149 U/L ↑，乳酸脱氢酶 73 U/L ↑，尿素 23.0 mmol/L ↑，尿酸 611 μmol/L；风湿三项组套：C 反应蛋白 18.7 mg/L ↑。（2018 年 5 月 15 日）免疫五项补体 C3：0.70 g/L ↓。血清铁测定：铁 2.6 μmol/L ↓。

（2018 年 5 月 29 日）：胸水淋巴细胞亚群检测组套：T 辅助 / 诱导细胞

百分比 12.26 %↓，抑制性 / 细胞毒 T 细胞百分比 46.25 %↑，B 细胞百分比 3.34 %↓，NK 细胞百分比 37.34 %↑，NKT 细胞百分比 21.02 %↑，CD4$^+$ 与 CD8$^+$ 细胞比值 0.26↓；血淋巴细胞亚群检测组套：抑制性 / 细胞毒 T 细胞百分比 46.69 %，B 细胞百分比 2.70 %↓，NKT 细胞百分比 7.88 %↑，CD4$^+$ 与 CD8$^+$ 细胞比值 0.65↓。浆膜腔积液细胞形态学检查：胸水离心，瑞氏染色阅片可见大量淋巴细胞，胞浆内可见紫红色颗粒，可见间皮细胞及组织细胞。建议免疫分型及分子生物学检查。肿瘤标志物、IgG4、抗核抗体、结核感染 T 细胞、EB 病毒、CMV 病毒、胸水结核杆菌 DNA、输八、铜蓝蛋白、尿常规、粪常规、铁蛋白、原发性胆汁性肝硬化三项、自身免疫性肝病 6 项、抗中性粒细胞胞浆抗体、抗 ENA 抗体、胸水常规生化细胞学检查、血轻链 KAPPA、LAMBDA 定量、胸水轻链 KAPPA、LAMBDA、白介素 –6、胸水蛋白电泳分析等未见明显异常。

（2018 年 5 月 14 日）行腹穿，腹水送检未见明显异常。

骨髓细胞涂片（2018 年 4 月 17 日）：粒系、红系、巨核系细胞增生明显活跃，血小板小簇可见（图 19–2）。

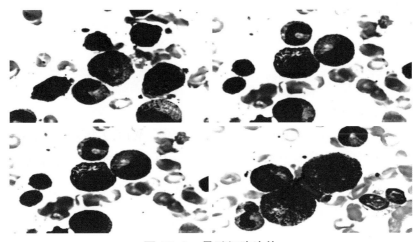

图 19-2　骨髓细胞涂片

骨髓病理（2018 年 4 月 17 日）：骨髓增生极度活跃（90%），红系细胞增生极度活跃（图 19–3）。

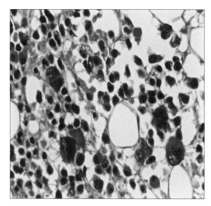

图 19-3　骨髓病理

全腹部 CT（2018 年 4 月 12 日）：两侧胸腔积液伴两肺局限性膨胀不全、心包少量积液、腹腔、盆腔积液，较前进展；肝脏及左侧肾囊肿可能；脾大；腹膜后及肠系膜根部多发肿大淋巴结（图 19-4）。

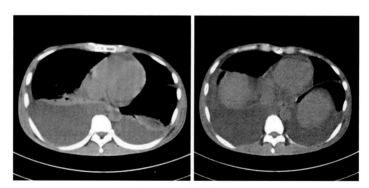

图 19-4　全腹部 CT

PET-CT（2018 年 5 月 21 日）：全身骨内弥漫性多发结节状密度增高影，部分病灶 FDG 代谢轻度增高，较前无明显变化。脾脏明显增大，FDG 代谢弥漫性轻度增高；双侧腋窝、纵隔、腹膜后、肠系膜根部、肠系膜区多发稍大淋巴结，较前稍增多，部分轻度增大，FDG 代谢轻度增高；腹腔内脂肪间隙密度较前增高。需除外血液系统疾病，建议腋窝淋巴结活检。两侧胸腔、腹腔积液，较前明显增多，胆囊显示不清。少量心包积液，较前有吸收（图 19-5）。

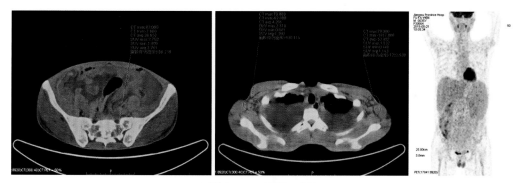

图 19-5 PET-CT

第二次临床讨论：患者的最终诊断是什么？采取什么治疗方案？

经过完善检查，左侧腋窝淋巴结病理（2018 年 5 月 23 日）：淋巴组织增生，考虑 Castleman 病（图 19-6）。

免疫组化：（左侧腋窝）增生的淋巴组织 CD3（＋），CD5（＋），CD79 a（＋），CD20（＋＋），Pax-5（＋），Ki-67（＋），CD31（血管＋），CD34（血管＋），Bcl6（＋），Bcl2（＋），CD138（浆细胞＋），CD38（浆细胞＋），CD23（滤泡树突＋），CD21（滤泡树突＋），结合 HE 切片，该病例符合 Castleman 病（玻璃样血管型）。

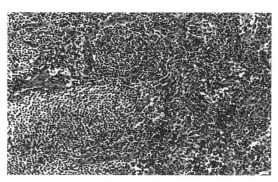

图 19-6 淋巴结病理

查阅文献，Castleman 病（Castleman disease，CD）又称血管滤泡性淋巴组织增生症或巨大淋巴结增生症，是一种罕见病，病因不明，其临床表现及病理形态多样且无特异性，容易误诊、漏诊；病理学分型：主要分为 3 个亚型：

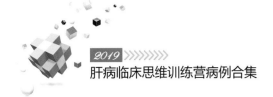

透明血管型（约90%）、浆细胞型（约10%）、混合细胞型（罕见）；临床分型：主要分为局灶型、多中心型；多中心型（MCD）通常表现为全身多部位淋巴结肿大及器官受累，常伴有全身症状，如发热、乏力、贫血、球蛋白升高、肝脾大等。

【最终诊断】Castleman病，多浆膜腔积液（胸腔、腹腔及心包），酒精性肝病，脾大，重度贫血。

【治疗】2018年5月31日予以地塞米松5 mg预处理后，于6月1日开始化疗，具体为：利妥昔单抗600 mg d5+环磷酰胺0.4 g d1，d7+多柔比星d14+长春地辛4 mg d7+地塞米松10 mg qd（d1～d10）+依托泊苷0.1 g d8，辅以盐酸帕洛诺司琼止吐、护胃保肝、碱化尿液、降尿酸、利尿、升白、输红悬、输血小板等对症支持治疗，6月25日再次予盐酸多柔比星脂质体20 mg d0+环磷酰胺0.6 g d0+长春地辛3 mg d0+利妥昔单抗500 mg d1化疗，化疗后患者出现明显骨髓抑制，家属要求出院至北京继续治疗，于2018年7月11日出院。

我们对患者进行出院随访，患者诉出院后至北京某医院就诊，目前口服"沙利度胺＋地塞米松"维持治疗，病情控制尚可。

三、诊疗体会

该病例为多中心型Castleman病，治疗以非手术治疗为主，大多数患者首选化疗，无标准化疗方案，常用的方案有COP、CHOP、CAVD或依托泊苷口服，常规方案治疗无效可考虑大剂量放疗、自体干细胞移植等。

预后很差，平均生存时间为18～30个月，未治疗者平均生存时间不足半年，常因并发感染、肾衰竭、转化为恶性淋巴瘤、Kaposi肉瘤等恶性疾病死亡，死亡率在50%。

脾大原因待查

北京清华长庚医院　罗碧芬　魏　来

一、病例基本信息

【主诉】患者，男，33 岁，汉族，已婚，籍贯湖南，主因"间断性右上腹痛、发现脾大 5 个月"于 2019 年 3 月 7 日入院。

【现病史】患者于 5 个月前无明显诱因出现右上腹隐痛，屈曲位可缓解，不向肩背部放射，不伴恶心、呕吐、腹泻、发热等不适，疼痛发作与进食、排便无关，至当地医院查肝功能无异常，血常规示白细胞 2.91×10^9/L，血红蛋白 118 g/L，血小板 48×10^9/L，腹部 B 超提示"肝回声增粗，考虑肝硬化改变，胆囊炎，脾脏增大，脾静脉增宽，腹腔少量积液"。胃镜查见"食管静脉曲张（重度），非萎缩性胃窦胃炎"，未予以诊治。为进一步诊治，门诊收入院。

【既往史、个人史、家族史】体健，否认血吸虫病史，否认疟疾病史，否认高血压、糖尿病、冠心病，否认病毒性肝炎病史及其密切接触史，否认结核病史及其密切接触史，否认手术、外伤、血制品输注史，否认药物食物过敏史。久居原籍，无毒物、粉尘及放射性物质接触史，无吸烟、饮酒史。已婚，育有两子。无家族性遗传病。

【入院查体】体温 36.5 ℃，脉搏 83 次 / 分，呼吸 16 次 / 分，血压 99/61 mmHg，发育正常，营养中等，神志清楚，全身皮肤、巩膜无黄染，无肝掌、蜘蛛痣，心肺无异常。腹部平坦，未见腹壁静脉曲张，腹软，无压痛、反跳痛及肌紧张，未及包块，Murphy 征阴性，肝肋下未触及，脾肋下可触及，Ⅰ线 8 cm，Ⅱ线 13 cm，Ⅲ线 +1 cm，质中，边界清，无压痛，肝肾区叩痛（－）。腹部叩诊鼓音，移动性浊音（－）。肠鸣音 4 次 / 分，下肢无水肿。

【入院后辅助检查】血常规：WBC 1.73×10^9/L，HGB 93 g/L，MCV 75.6 fl，MCH 23.1 pg/Cell，MCHC 306 g/L，PLT 36×10^9/L。生化：ALT 24.0 U/L，AST 24.3 U/L，ALP 85.6 U/L，GGT 61.7 U/L，TBIL 10.83 μmol/L，DBIL 4.53 μmol/L，TP 70.2 g/L，ALB 40.2 g/L，Cre 67.2 μmol/L。尿便常规阴性。凝血：PT 69.4%，INR 1.21，D-dimer 0.53 mg/LFEU，FDP ＜ 2.5 mg/L。术前感染八项：HBsAg、抗 -HCV、抗 -HIV、TPHA 均阴性。免疫球蛋白：IgA 2.284 g/L，IgG 15.76 g/L，IgM 1.013 g/L。自身抗体：ANA 颗粒型 1∶160，胞浆型 1∶80。AMA-M2、抗可溶性肝抗原抗体 SLA、抗肝肾微粒体抗体 LKM-1、抗肝细胞溶质（LC-1）抗体、抗 gp210 抗体、抗 SP100 抗体、抗平滑肌抗体 SMA 均阴性。ENA：抗 URNP、抗 Sm、抗 SSA、抗 SSB、抗 Sc1-70 s、抗 Jo-1、抗着丝点抗体、抗核小体抗体、抗组蛋白抗体、抗 dsDNA、抗核糖体 P 蛋白抗体均阴性。α_1-AT 1.67 g/L（0.9 ～ 2.0 g/L）。铜蓝蛋白 0.21 g/L（男性：0.15 ～ 0.30 g/L，女性：0.16 ～ 0.45 g/L）。血清铁 28.3 μg/dL（65 ～ 175 μg/dL），总铁结合力 274.8 μg/dl（280 ～ 430 μg/dL），转铁蛋白饱和度 10.30 %（20 % ～ 50 %）。甲功 7 项正常。上腹部增强 MRI 见图 20-1。

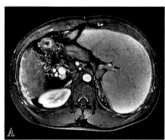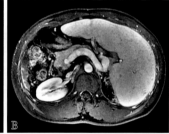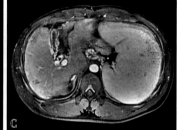

图 20-1　上腹部增强 MRI

二、临床讨论

第一次临床讨论：入院初步考虑？进一步处理？

【入院后辅助检查】上腹部增强 MRI：门静脉主干、右前叶支主干显示不清，见迂曲血管影（图 20-1 A）。食管、胃底静脉迂曲、扩张。脾静脉曲张（图 20-1 B）。肝脏形态欠规整、肝缘欠光滑，各叶比例正常，肝内胆管轻度扩张。胆囊不大，壁增厚、胆囊壁血管迂曲（图 20-1 C），腔内未见异常信号影。胰腺形态、大小如常，实质内未见异常强化影。胰管无扩张，胰周脂肪间隙清楚。脾脏明显增大。腹腔内及腹膜后未见肿大淋巴结。肝周、脾脏微量积液。结论：门静脉海绵样变，食管、胃底静脉曲张；脾大；胆囊壁水肿；腹腔微量积液。

为进一步明确腹部血管情况，行腹部 CTA，提示门静脉海绵样变，食管、胃底静脉曲张；脾大；腹腔积液；肝内胆管略扩张（图 20-2）。

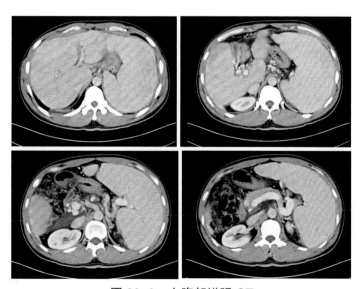

图 20-2　上腹部增强 CT

【病例特点】患者为青年男性，既往体健，起病症状不特异，体格检查可发现明显脾大，无皮肤黄染、肝掌、蜘蛛痣等慢性肝病表现，辅助检查肝脏生化学检查无明显异常，提示肝脏合成功能的指标白蛋白正常、PTA 轻度下

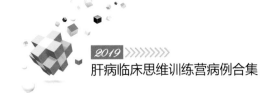

降，明显三系减低，小细胞低色素贫血，铁储备减少，影像学以门脉系统异常和门脉高压为主要表现。

【初步诊断】①门脉高压，脾大，脾亢，食管胃底静脉曲张，腹水；②门脉海绵样变性；③缺铁性贫血。

【诊疗思路】该例患者肝脏生化学检查结果基本正常，有明显的脾大、脾亢、食管胃底静脉曲张等门脉高压的表现，因此，从门脉高压入手，分析门脉高压的病因。

首先分析该患者是否为肝硬化所致门脉高压。该患者为青年男性，既往无慢性肝病病史，无食欲缺乏、乏力等慢性肝病的常见症状，体格检查未见黄疸、肝掌、蜘蛛痣等慢性肝病、肝硬化的常见体征，辅助检查方面，肝脏生化学检查均正常，提示肝脏合成功能的指标大致正常，白蛋白不低，凝血酶原活动度轻微下降。常见的慢性肝病病因如HBsAg和抗HCV等均阴性，铜蓝蛋白不低，转铁蛋白饱和度不高，仅ANA滴度升高，影像学上肝脏形态基本正常，主要以门静脉主干显示不清、肝门区域血管迂曲、侧支开放、脾大为表现，因此，该患者肝硬化证据欠充分，可考虑行FibroScan或FibroTouch，或肝脏活组织检查，进一步明确是否存在肝硬化或慢性肝病。

门静脉高压的原因主要由于门脉血流增加或门脉系统阻力增大，从病变部位上，可以分为肝前性、肝性和肝后性，肝性又分为窦前性、窦性、窦后性，详见表20-1。结合患者的MRI和CTA结果，肝脏门静脉显示不清、血管迂曲，门静脉海绵样变诊断明确。同时，该患者胆囊壁静脉曲张明显，有轻度的肝内胆管扩张，应考虑存在门脉海绵样变引起的门脉胆道病。

【进一步检查】蛋白C活性测定：85.1%（70%～140%），蛋白S活性测定：54.7%（60.0%～130.0%）。抗凝血酶Ⅲ测定：AT-Ⅲ 73.5%（75.0%～125.0%）。狼疮抗凝物：dRVVT筛查43.2秒（31.0秒～44.0秒），dRVVT确认36.9秒（30.0秒～38.0秒），标准化dRVVT比值1.17（0.80～1.20）。抗心磷脂抗体测定IgG阴性，抗心磷脂抗体IgM测定阴性，抗β_2-糖蛋白Ⅰ抗体阴性。骨髓形态：骨髓增生明显活跃，巨核细胞多见，分类可见轻度成熟障碍，血小板分布少。

【分析】一般认为门脉海绵样变可能与既往腹腔感染或门脉系统血栓形成

有关，我们进一步给患者做了易栓症相关的检查，发现除蛋白S活性略低，其他检测结果基本正常，目前无明确的遗传性易栓症证据，无抗磷脂综合征或骨髓增殖性肿瘤等继发性易栓症的证据。

那么，患者的门脉高压是否完全由门脉海绵样变所致？是否可以除外肝脏病变？于是我们做了肝穿刺活检术。

表 20-1　非硬化性门脉高压的常见病因

肝前性	肝性			肝后性
	窦前性	窦性	窦后性	
门脉海绵样变	先天性：多囊肝，先天性肝纤维化	酒精性肝炎	静脉闭塞性疾病（放射损伤、药物、毒性）	下腔静脉梗阻
门脉栓子形成	血管性：HHT，肝紫斑病	药物和毒物：甲氨蝶呤，胺碘酮，氯乙烯，铜	肿瘤：上皮样血管肉瘤，血管肉瘤	缩窄性心包炎
脾静脉栓子形成	胆汁性：PBC、PSC	代谢：NASH	肉芽肿：结节病，分枝杆菌感染	三尖瓣反流
内脏动静脉瘘	肉芽肿性：血吸虫病，结节病	浸润：肥大细胞增多症，髓样化生，淀粉样变性	肝静脉流出道梗阻	严重的右心衰
非肝病所致脾大造成的血流增加	特发性：IPH	肝窦压迫：戈谢病，内脏利什曼病，酒精性肝炎，AFLP		限制性心肌病
浸润性疾病（戈谢病）				

该表来源：Rajeev Khanna. Hepatology International（2018）。

注：AFLP，妊娠期急性脂肪肝；HHT，遗传性毛细血管扩张症；IPH，特发性门脉高压；NASH，非酒精性脂肪性肝炎；PBC，原发性胆汁性胆管炎；PSC，原发性硬化性胆管炎。

【进一步检查】肝组织活检：小叶结构大致正常，肝细胞弥漫性水样变，

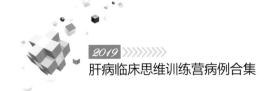

少量肝细胞内色素颗粒沉积，偶见糖原核，肝窦内少许淋巴细胞及中性粒细胞浸润，汇管区轻度扩大，门脉分支轻度扩张，形态不规则，个别疝入肝实质，少许淋巴细胞浸润，未见明确界面炎；免疫组化：CK7/CK19（胆管+）、CD34（血管+）；特染：网染/Masson示纤维组织增生、PAS（未见异常糖原沉积）、D-PAS（胆管基底膜未见增厚）、铁染色（－）、铜染色（－）。综上，请结合临床除外特发性非硬化性门静脉高压（图20-3）。

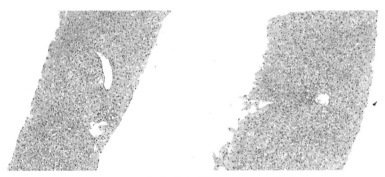

图20-3　肝组织活检（HE，20倍）

第二次临床讨论：患者的最终诊断是什么？

【分析】患者肝穿刺活检提示小叶结果大致正常，未见假小叶形成，可排除肝硬化。活检结果提示门脉分支扩张、部分疝入肝实质，考虑特发性门脉高压不除外。

【最终诊断】①门静脉海绵样变性；②特发性门脉高压不除外；③门脉高压，脾大，脾亢，食管胃底静脉曲张，腹水；④门脉性胆管病，⑤缺铁性贫血。

三、诊疗体会

1. 门脉海绵样变性

肝脏血管性疾病各大指南并没有对门脉海绵样变性作出明确的定义，相关概念包括肝外门静脉阻塞（extrahepatic portal vein obstruction，EHPVO）、慢性门静脉血栓形成（portal vein thrombosis，PVT）等。一般认为，门静脉内血栓形成后门脉主干堵塞，肝门区侧支循环形成门静脉海绵状血管瘤（portal cavernoma），导致门脉压力增高，出现食管胃底静脉曲张和脾大。大量侧支循环可压迫肝内外胆管，造成胆囊壁静脉曲张、胆管扩张等改变，称为门脉胆道病（portal cholangiopathy）。诊断靠影像学检查，诊断要点是门静脉主干未见，或门静脉内存在血栓，同时可见肝门区大量迂曲的侧支循环。

门脉胆道病（portal cholangiopathy）是肝内外胆管被海绵样血管瘤侧支静脉压迫所致，影像学上可见胆囊静脉曲张（可见于 30% ～ 50% 患者）、胆道形态改变（可见于 70% ～ 100% 患者），但仅有 5% ～ 18% 患者出现临床症状，可表现为梗阻性黄疸或消化系统非特异性症状。

该例患者的影像学表现为典型的门脉海绵样变，同时合并有肝内胆管轻度扩张、明显的胆囊壁静脉曲张，因此，门脉海绵样变伴门脉胆道病诊断是明确的。

2. 特发性门脉高压

特发性门脉高压（idiopathic portal hypertension，IPH），在不同文献中有不同的命名，包括特发性非硬化性门脉高压（idiopathic non-cirrhotic portal hypertension，INCPH）、非硬化性门脉纤维化（noncirrhotic portal fibrosis，NCPF）、门静脉硬化症（hepatoportal sclerosis）、非硬化性肝内门脉高压（noncirrhotic intrahepatic portal hypertension）、特发性非硬化性肝内门脉高压（idiopathic noncirrhotic intrahepatic portal hypertension）、结节性再生性增生（nodular regenerative hyperplasia，NRH）、闭塞性门静脉病（obliterative portal venopathy）等。2015 年欧洲肝病学会（EASL）肝脏血管疾病指南中提到 IPH 的诊断标准，包括：①门脉高压的临床表现（脾大、脾亢、食管静脉曲张、非肿瘤性腹水、肝静脉压力梯度升高、门静脉侧支循环）；②肝活检排除肝硬化；③排除可引起肝硬化或非硬化性门脉高压的慢性肝病（慢性乙型肝炎、慢性丙型肝炎、非酒精性脂肪性肝炎、酒精性脂肪性肝炎、自身免疫性肝炎、遗传性血色病、肝豆状核变性、原发性胆汁性肝硬化）；④排除可引起非硬化性门脉高压的状态（先天性肝纤维化、结节病、血吸虫病）；⑤B 超或 CT 扫描显示门静脉存在。IPH 在组织学上存在一定的表现，可见门静脉闭塞、

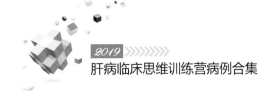

门静脉纤维化、门静脉旁分流血管、门脉扩张并向周围肝实质疝入，也可见结节再生、肝窦扩张及窦周纤维化等表现，无明显的肝损伤表现，亦无肝硬化结节。

3. 门脉海绵样变与特发性门脉高压是否可以同时存在？

门脉海绵样变和特发性门脉高压两者的病变部位都在门脉系统，前者在门脉主干、大分支，后者在肝内门静脉末梢。从肝脏血管性疾病相关指南的诊断标准来看，2006 年亚太肝脏病学会（APASL）肝外门静脉阻塞共识和 2015 年 Baveno VI 门脉高压共识均则认为门脉海绵样变的诊断需要除外非硬化性门脉高压或肝硬化；而特发性门脉高压，无论是 2015 年 EASL 肝脏血管疾病指南或是 2007 年 APASL 非硬化性门脉纤维化 / 特发性门脉高压指南，诊断标准中都提到了"门静脉存在"，也就不符合门脉海绵样变性中的"门脉主干消失"的特点。似乎两者是互斥的。

2015 年 EASL 肝脏血管疾病指南则认为，门脉海绵样变可以同时合并有肝硬化、特发性门脉高压，认为这两种疾病可以同时存在。文献提示，门脉海绵样变和特发性门脉高压存在多种共同点：此两种疾病均在第三世界国家发病率相对较高，胃肠道感染可能是病因之一，存在血栓倾向，肝脏组织学上肝腺泡结构完好，肝脏生化学检查基本正常，存在门脉高压的临床表现（静脉曲张出血、脾大）。除发生静脉曲张破裂出血以外，其自然病程呈良性过程，远期预后良好，晚期可因肝实质缺血而出现失代偿。从发病机制和病因学角度出发，有假说认为，儿童时期发生较大的门静脉血栓事件，引起门脉海绵样变性，随后的生命中反复发生多次微血栓事件，累及中、小门静脉分支，从而引起特发性门脉高压。也有研究发现，与肝硬化人群相比，特发性门脉高压的人群中发生门静脉血栓的风险较高，而门脉血栓是形成门脉海绵样变性的病生理过程。

结合本例，患者影像学上门脉海绵样变性是确诊的，肝脏组织学可见门脉系统部分异常改变，提示特发性门脉高压不能除外。这两种疾病之间的关系还有待更多的研究。

不明原因门脉高压查因

广西医科大学第二附属医院　彭　鹏　黄杰安

一、病例基本信息

患者，男，22 岁，主因"乏力、腹胀 1 个月，黑便 20 天，呕血 5 天"于 2012 年 12 月 27 日入院。

【现病史】患者入院前 1 个月出现乏力、腹胀，无发热、畏寒，无胸闷、心悸，无皮肤、巩膜黄染，无恶心、呕吐，当时未予以特殊处理，20 天前开始解黑便，共 5 天，每日 2 次，不成形，约 100 g/d，伴有乏力、头晕，当时无呕血，无胸闷、心悸，遂至当地医院就诊，查血红蛋白 47 g/L，在当地行上腹部 CT，考虑肝硬化，脾大。当地予以护肝、利尿、输血等治疗（具体不详），好转后出院。5 天前开始出现呕暗红色血一次，量约 200 ml，伴有心悸，无晕厥，后未再出现呕血。患病以来精神、睡眠可，小便正常，体重无明显改变。

【既往史、个人史、家族史】无高血压、糖尿病、冠心病，无病毒性肝炎病史及其密切接触史，无结核病史及其密切接触史，无手术、外伤、血制品输注史，无过敏史。2011 年 9 月因腹痛住院，治疗好转出院。久居原籍，无毒物、粉尘及放射性物质接触史，无吸烟、饮酒史，无食用鱼生史。无家族性遗传病、传染病史，无冠心病早发家族史，无高血压、糖尿病家族史。

【入院查体】体温 37 ℃，脉搏 80 次 / 分，呼吸 20 次 / 分，血压 130/80 mmHg；神清，贫血貌，皮肤、巩膜无黄染，浅表淋巴结未触及肿大；

双肺呼吸音清，未闻及干、湿性啰音及胸膜摩擦音；心界正常，心律齐，各瓣膜区未闻及杂音；腹部外形正常，全腹柔软；上腹部有轻压痛、无反跳痛；腹部未触及包块；肝脏肋下未触及；脾脏肋下 4 cm 可触及，质中，无压痛；肠鸣音正常；双下肢无水肿。神经系统查体未见异常。

【入院后完善检查】

（1）血常规：WBC 4.44×10^9/L，Hb 62 g/L，PLT 125×10^9/L。

（2）大便常规：大便潜血阳性。

（3）肝功能：TBIL 12.2 μmol/l，DBIL 4.9 μmol/L，ALT 6 U/L，AST 14 U/L，GGT 60 U/L，ALP 75 U/L，ALB 31.4 g/L，A/G 1.4。

（4）凝血功能：PT 13.2 秒，INR 1.1，FIB 7.2 g/L，APTT 29 秒；D- 二聚体 2258 ng/ml。

（5）输血前检查、自身免疫抗体（ANA、ds-DNA、ANCA、ENA、抗心磷脂抗体、自身免疫性肝病抗体）均阴性。

（6）肿瘤标志物（AFP、CEA、CA125、CA199）未见异常。

（7）尿常规、肾功能、电解质、心肌酶未见异常。

（8）甲乙丙丁戊肝未见异常，铁、铜代谢检测未见异常。

（9）胸片、心电图未见异常。

（10）胃镜检查（图 21-1）：距门齿 25 cm 四壁各见一条曲张静脉延伸至贲门，呈结节样，直径 0.8 ～ 1.2 cm，可见红色征。胃底无明显静脉曲张。

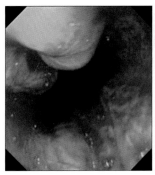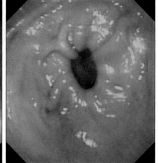

图 21-1　胃镜检查

（11）腹部 CT（图 21-2）：肝脏各叶比例正常，肝实质密度未见异常。肝内外胆管扩张，诊断意见：肝硬化？脾大。

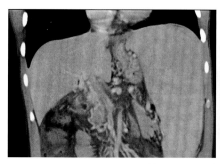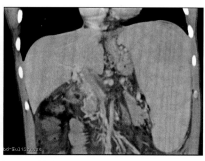

图 21-2　腹部 CT 检查

【入院诊断】门脉高压症（肝硬化？），食管静脉曲张破裂出血。

【治疗】

（1）药物（奥曲肽）治疗好转后，外科给予脾切 + 断流术，行脾切除、胃左动脉结扎、胃底周围血管离断术，手术顺利，术后恢复情况可。

（2）脾脏病理（图 21-3）：脾大小为 17.5 cm × 13 cm × 6.5 cm，脾脏慢性瘀血；显微镜下见脾小体萎缩，髓索扩张、充血。

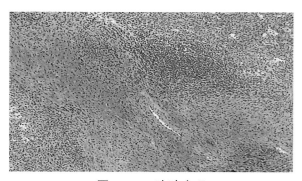

图 21-3　脾脏病理

【病情变化】

（1）术后无呕血、黑便，好转出院。

（2）2013 年 6 月 29 日（术后 5 月余），外院查胃镜：仍提示重度食管静脉曲张，有红色征。

（3）2014年3月10日（术后1年余），因解黑便在外院就诊，查胃镜：重度食管静脉曲张，有红色征。

（4）外院给予食管静脉曲张破裂出血硬化剂治疗。

（5）2014年5月18日，再次出现黑便，仍提示重度食管静脉曲张，有红色征、出血（图21-4），遂行第二次硬化剂治疗。

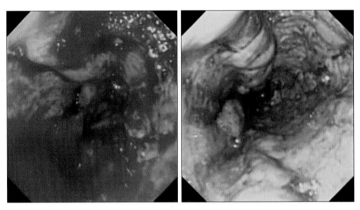

图21-4 第二次硬化剂治疗

（6）2014年5月30日第三次硬化剂治疗（序贯治疗），检查发现食管静脉直径并未缩小，见图21-5。

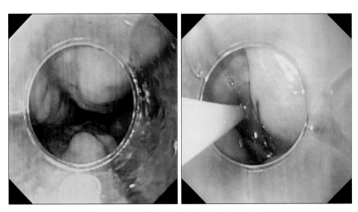

图21-5 第三次硬化剂治疗

二、临床讨论

第一次临床讨论：该例患者以上消化道出血、脾大为主要表现，化验提示贫血，肝功能基本正常，为何脾切＋断流术及硬化剂治疗后食管静脉曲张改善效果欠佳？

【病例特点】患者为年轻男性，亚急性起病。以腹胀、上消化道出血为主要临床表现，但肝功能基本正常。重要的病毒、酒精、免疫、代谢、毒物等相关病因无相关证据。查体及 CT 检查提示脾大，肝脏形态、边缘尚可，胃镜显示食管静脉曲张破裂出血，提示存在门脉高压。门脉高压的原因有：

（1）肝性门脉高压：肝病最为常见。由于各种原因的肝脏损伤导致肝纤维化、硬化结节形成、血管阻塞，引起门脉压力升高，占门脉高压的 90%，但该患者无常见的病毒性肝病、脂肪性肝病，以及免疫、代谢、毒物等病因的相关证据。肝功能及肝脏影像学检查，并无明显异常改变。

（2）肝前性门脉高压：包括门静脉血栓形成、肝外门静脉阻塞、先天性血管畸形、骨髓增生性疾病导致的血液流量增加等原因。

（3）肝后性门脉高压：包括肝内小静脉闭锁、肝静脉阻塞、肝静脉下腔静脉阻塞（Budd–Chiari 综合征）、缩窄性心包炎、长期右心功能不全导致的慢性瘀血肝病性门脉高压等需要注意鉴别，诊断较为困难。明确病因，针对病因进行治疗是减缓门脉高压进展的关键，同时对患者的治疗措施选择有重要的指导价值。

【追踪病史】

1.2014 年 5 月 13 日，因血小板升高至血液科就诊，完善相关检查：

（1）血常规：WBC $6.45 \times 10^9/L$　　Hb 99.6 g/L　　PLT $1071 \times 10^9/L$。

（2）血清铁蛋白 5.31 ng/ml，叶酸 14.7 ng/ml，维生素 B_{12} 288 pg/ml。

（3）骨髓穿刺示：增生明显活跃，粒系、红系、淋巴细胞未见异常，巨核细胞一片（2.5 cm × 3 cm）共计 236 个，巨核细胞分类 50 个，其中颗粒型巨核细胞 18 个，产板巨核细胞 27 个，裸核巨核细胞 5 个，血小板增多，易见成大群分布，NAP 积分 115 分。

（4）*JAK2 V617F* 突变定性检测示阳性，BCR/ABL1（P210、P230）阴性。

【再次回顾病史】

（1）既往史曾提到，2011年9月26日至2011年10月8日，患者因腹痛住院，治疗好转出院。当时因腹痛在外院住院，记录显示CT静脉成像（CTV）肠系膜上静脉提示未见造影剂充盈，不排除有肠系膜上静脉血栓形成可能。如图21-6所示：门脉高压，门脉左右支、主干及肠系膜上静脉少量血栓。

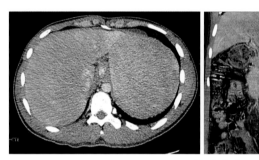

图21-6　CT静脉成像

（2）脾切+断流术后复查血常规：白细胞 13.4×10^9/L，血红蛋白 103 g/L，血小板 1212×10^9/L。

（3）下肢静脉超声（2013年2月13日）：左下肢深静脉血栓形成（完全阻塞），左下肢大、小隐静脉血栓形成，见图21-7。

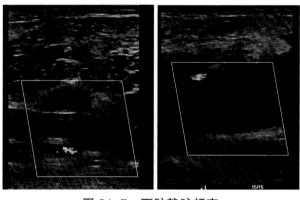

图21-7　下肢静脉超声

（4）2013年6月29日，患者因头痛在外院住院，行头颅MRV（图21-8）：左侧颞枕叶异常信号灶，出血性脑炎？MRV示上矢状窦、直窦、窦汇及两侧横窦、乙状窦未见显示，结构混乱，考虑静脉窦血栓形成。

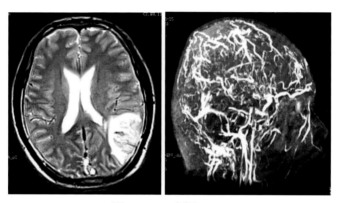

图 21-8　头颅 MRV

第二次临床讨论：患者的最终诊断是什么？采取什么治疗方案？

病程回顾如图21-9所示。从时间轴上可以看出，脾切后血小板的巨大变化，血液学指标也提示脾切后血小板增多。下肢静脉、颅内静脉窦血栓、门静脉血栓、门脉高压、食管静脉曲张破裂出血，我们都可以解释了。

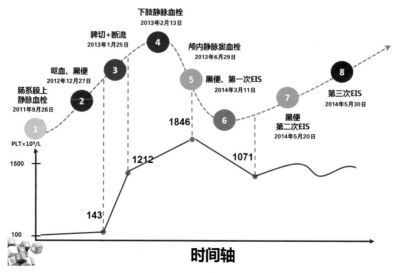

图 21-9　病程回顾

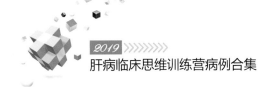

但是我们忽略了一个细节，患者在脾切之前，已经出现了肠系膜上静脉血栓、食管胃底静脉曲张破裂出血，当时的血小板正常，如何解释？

我们再次回顾病史中入院辅助检查：FIB 7.2 g/L，我们回顾既往的 FIB 结果，波动于 5.6～7.8 g/L，一直处于一个高凝状态。因此为何纤维蛋白原保持如此高的状态？纤溶系统出现障碍？再次完善外周血检查：蛋白 S 活性 23.1%[正常值（96.6±9.8）%]，蛋白 C 73%（正常）。

【最终诊断】①原发性血小板增多症；②易栓症（蛋白 S 活性下降、原发性血小板增多所致）；③门脉高压症（门静脉血栓所致），食管静脉曲张破裂出血（硬化剂注射后）；④脾切及断流术后；⑤全身多处静脉血栓形成（肠系膜上静脉、门脉、下肢静脉、颅内静脉）。

【治疗】先后予以干扰素 α-2 b、羟基脲等抑制骨髓增生，阿司匹林 + 双嘧达莫抗血小板聚集，血小板去除术，最后予华法林抗凝治疗。定期门诊复诊，目前予以华法林 + 羟基脲 + 双嘧达莫治疗，根据 INR 调整剂量。治疗后未再出现消化道出血及新发血栓表现，目前一般情况良好。

三、诊疗体会

（1）原发性血小板增多症（essential thrombocythemia，ET）是骨髓增生性疾病，其特征为出血倾向及血栓形成。约 90% 患者存在 JAK2、CALR 或 MPL 体细胞突变，这种突变有助于该疾病的诊断。

诊断标准：建议采用世界卫生组织（WHO，2016）诊断标准：符合 4 条主要标准或前 3 条主要标准和次要标准即可诊断 ET。（该例患者符合主要标准里的所有内容）

主要标准：①血小板计数（PLT）≥ 450×10^9/L；②骨髓活检示巨核细胞高度增生，胞体大、核分叶的成熟巨核细胞数量增多，粒系、红系细胞无显著增生或左移，且网状纤维极少轻度（1 级）增多；③不能满足 BCR-ABL+ 慢性髓性白血病、真性红细胞增多症（PV）、原发性骨髓纤维化（PMF）、骨髓增生异常综合征和其他髓系肿瘤的 WHO 诊断标准；④有 JAK2、CALR 或 MPL 基因突变。该病例 JAK2 V617 F 突变定性检测示阳性。

次要标准：有克隆性标志或无反应性血小板增多的证据。

ET 的治疗：目标是预防和治疗血栓合并症，目前应用的降细胞药物包括羟基脲和干扰素 α，血栓形成需要应用抗血小板治疗。

（2）蛋白 S（protein S，PS）主要在肝合成，部分由内皮细胞、睾丸 Leydig 细胞及巨核细胞合成。PS 能促进 APC 结合在磷脂表面，并加速 APC 对 F V a 及 F Ⅷ a 的灭活。PS 缺乏症血浆水平低于 60% 可致静脉血栓。临床可分为先天性 PS 缺乏症和获得性 PS 缺乏症。血栓栓塞急性期采用肝素抗凝或溶栓治疗，口服抗凝剂用于预防血栓复发。

（3）通过对该例患者的诊治及文献学习，我们认识到易栓症（thrombophilia），存在多种危险因素，该病例从非肝硬化因素导致的门脉高压，逐步抽丝剥茧找出易栓症的危险因素。过程中生理、病理生理学、解剖等基础知识的熟练、病史采集、体格检查，检查分析等基本技能的应用，对临床病历分析尤为重要。在未确定门脉高压病因时，慎重选择脾切 + 断流术。血栓导致的门脉高压食管静脉曲张破裂出血后，选择内镜 / 介入治疗，但是如何选择抗凝治疗的时机，还值得进一步研究。

肝功能异常真相引发的思考

兰州大学第二医院　赵　睿　张岭漪

一、病例基本信息

患者，女，50 岁，主因"发现皮肤黄染 1 周，加重伴恶心、呕吐 3 天"于 2018 年 12 月 18 日入院。

【现病史】入院前 1 周余因间断服用抗结核药物后出现全身皮肤黏膜黄染，伴有瘙痒、乏力症状，无发热，无头痛、头晕，无腹痛、腹泻等症状，来院时就停用抗结核药物（距入院当天停用 5 天），但未进一步就诊；于入院前 3 天无明显诱因上述症状加重，黄疸程度加深，伴白陶土样大便，伴有恶心、呕吐，呕吐物为胃内容物，乏力症状也加重；遂就诊于兰州市级医院，查肝功能示 ALT 621 U/L，AST 1788 U/L，TBIL 341.2 μmol/L，DBIL 275.8 μmol/L，因肝功异常明显，患者要求来我院进一步诊治。

2018 年 10 月底患者因咳嗽、咳痰就诊于我院呼吸科。当时在我院行 64 排螺旋胸部 CT（平扫）示（图 22-1）：胸廓对称，气管纵隔居中；双肺透亮度如常，支气管血管束增粗，右肺上叶后段见数个结节状高密度影，较大结节约 1.5 cm×1.3 cm，边缘可见毛刺，内见致密影，在纵隔窗显示不全；左肺上叶见网格状、条索状高密度影；纵隔窗示气管及主支气管通畅；双侧肺门大小结构如常，心影及大血管大小、形态如常，纵隔内可见淋巴结增大影；胸膜未见肥厚及胸腔积液征象。胸壁软组织及肋骨骨质未见异常。

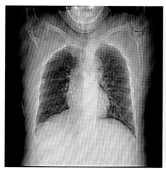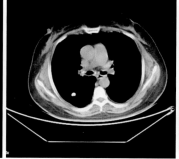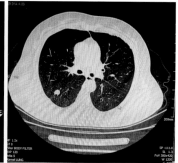

图 22-1 胸部平扫 CT

2018 年 10 月 29 日行 64 排螺旋胸部 CT（增强 + 三维分析）示（图 22-2）：胸廓对称，气管纵隔居中；双肺透亮度如常，支气管血管束增粗，右肺散在小点状致密影，右肺上叶后段见一较大结节状密度影，大小约 1.5 cm×1.3 cm×1.4 cm，内见致密影，增强未见强化。右侧胸膜下可见一小结节影，在纵隔窗显示不全；左肺上叶见网格状、条索状高密度影；纵隔窗示气管及主支气管通畅；双侧肺门大小结构如常，心影及大血管大小、形态如常，纵隔内可见散在淋巴结影，未见强化；胸膜未见肥厚及胸腔积液征象。胸壁软组织及肋骨骨质未见异常。

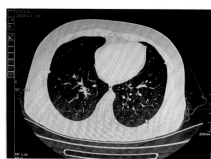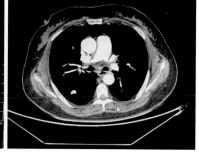

图 22-2 胸部增强 CT

同时，在胸部 CT 平扫时，肝脏层面扫描后的图像（图 22-3）：肝脏形态、大小如常，脾脏不大。

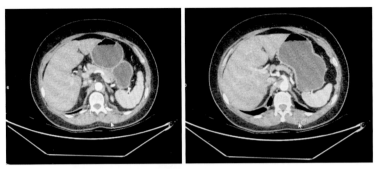

图 22-3 胸部 CT 平扫时肝脏层面扫描图像

2018 年 11 月 2 日纤维支气管镜下表现（图 22-4）：双侧支气管腔可见大量散在结节凸起于管腔，黏膜增生、肥厚，右上叶前支呈瘢痕样狭窄，取活检。

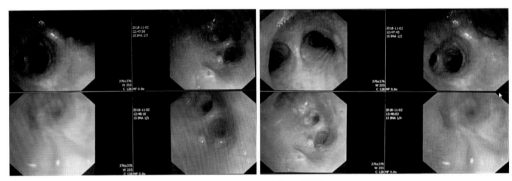

图 22-4 纤维支气管镜

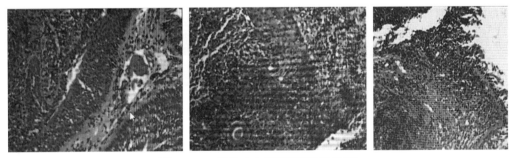

图 22-5 纤维支气管镜下活检病理

纤维支气管镜取活检病理提示（图 22-5）：黏膜重度炎症，急性炎症活动期。免疫组化：CK7（上皮＋），TTF-1（上皮＋），CD34（血管＋），LCA（淋巴细胞＋），CD68（组织细胞＋）。

纤维支气管镜刷片（图22-6）：见较多纤毛柱状上皮细胞、中性粒细胞，未见癌细胞（再未见提示其他信息）。

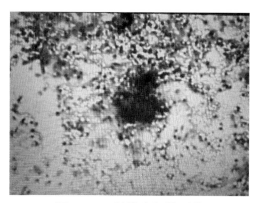

图22-6　纤维支气管刷片

心脏彩超示（图22-7）：高血压心脏改变，主动脉硬化并窦管交界区斑块形成，二尖瓣环钙化并后叶根部斑块形成，左心室壁肥厚，左心室功能正常，肺动脉压正常。

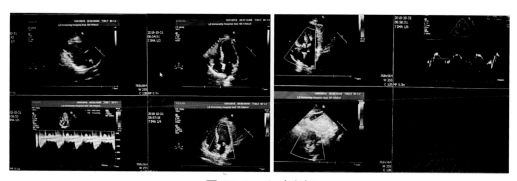

图22-7　心脏彩超

腹部彩超示（图22-8）：肝、胆、胰、脾、双肾未见明显异常。

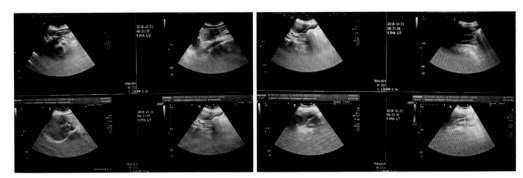

图 22-8 腹部彩超

结核菌素 PPD 实验：阳性（1+）。

痰前后 3 次及支气管分泌物（6 个检测部位）结核菌涂片检查（抗酸染色）：未检出抗酸杆菌；结核杆菌 T-spot 斑点 A（16）斑点 B（12）；CRP 3.85 mg/L；PCT 0.02 ng/ml。

【既往史、个人史、家族史】高血压病史 2 年，糖尿病史 6 年余（未治疗）；无冠心病，无病毒性肝炎病史及其密切接触史，无结核病史及其密切接触史，无手术、外伤、血制品输注史，无过敏史。久居原籍，无毒物、粉尘及放射性物质接触史，无吸烟、饮酒史；无家族性遗传病、传染病史，无冠心病早发家族史。

【入院查体】体温 36.5 ℃，脉搏 77 次 / 分，呼吸 18 次 / 分，血压 149/98 mmHg。全身皮肤、巩膜重度黄染，无肝掌及蜘蛛痣。颜面部轻度水肿；腹壁未见腹壁静脉曲张，无压痛及反跳痛，肝脾肋下未触及，移动性浊音阴性，肠鸣音正常。双下肢轻度水肿。

【入院后辅助检查】血常规：WBC 6.87×10^9/L，NE 3.63×10^9/L，HGB 160 g/L，HCT 0.484，PLT 215×10^9/L；尿常规、粪常规无异常。生化：ALT 535 U/L，AST 1115 U/L，GGT 139 U/L，ALP 539 U/L，TP 80.9 g/L，ALB 36.2 g/L，TBIL 344.7 μmol/L，DBIL 316.8 μmol/L，IBIL 27.9 μmol/L；CHO 3.7 mmol/L，TG 3.45 mmol/L，HDL 0.69 mmol/L，CK-MB 30 U/L，LDH 438 U/L，AMY 124 U/L；GLU 8.17 mmol/L，K^+ 3.26 mmol/L，Na^+ 136.6 mmol/L，Ca^{2+} 3.25 mmmol/L。肾功、电解质指标正常。CRP 20.34 mg/L，ESR 6.0 mm/h。降钙素原（PCT）：0.528 ng/ml。凝血功能：PT

16.7 秒，PTA 48.5%，APTT 29.1 秒，INR 1.51，FIB 2.1 g/L；D-dimer 0.47 mg/L。肿瘤指标：AFP 11.57 ng/ml，CEA 6.48 ng/ml，CA125 155.50 U/ml，CA199 218.4 U/ml。传染病全套：HBsAg 阴性、抗 -HCV 阴性、Anti-HIV 阴性、TP-ELISA 阴性。甲功四项：FT_3 2.8 pmol/L，FT_4 12.39 pmol/L；TSH 3.241 uIU/ml，ATG-Ab <15 U/ml。血浆氨：27 μmol/L；Fibroscan 值为 6.6 Kpa。

腹部彩超（探腹水）（图 22-9）：腹腔积液（微少量）因量太少未行穿刺腹水检查。

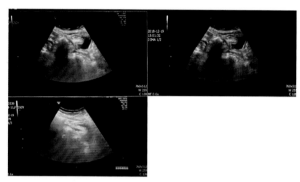

图 22-9　腹部彩超（探腹水）

心电图检查（图 22-10）：窦性心律，心率 65 次 / 分，心电轴不偏，正常心电图。

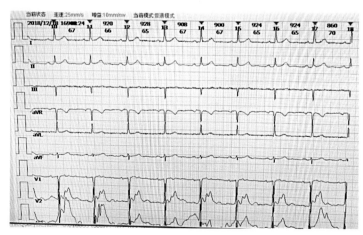

图 22-10　心电图检查

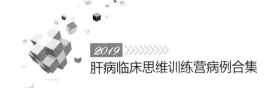

自身抗体：ANA、ANCA-MPO、ANCA-PR3、AMA、ASMA、抗 LKM-1、抗 LC-1、抗可溶性肝抗原 / 肝 – 胰抗原抗体：均为阴性；抗 ds-DNA 抗体：阴性。免疫球蛋白：IgA 3.42 g/L，IgM 2.12 g/L，IgG 14.9 g/L。铜蓝蛋白 30.6 mg/dl。铁蛋白 600.5 ng/ml，转铁蛋白饱和度 30%，叶酸 4.33 ng/ml。α_1- 抗胰蛋白酶正常。动脉血气分析：PO_2 93 mmHg，PCO_2 32 mmHg，Lac 1.7 mmol/L，GLU 7.6 mmol/L，钾离子 2.6 mmol/L，钙离子 1.49 mmol/L，TCO_2 23.2 mmol/L，余值均在正常范围内。

入院后再次对患者的结核情况进行了评估：

结核杆菌特异性细胞免疫反应检测：结核特检阳性 0.789。

复查胸部 64 排螺旋 CT 平扫（图 22-11）：双肺间质性改变，肺内多发钙化灶，胸膜稍增厚，纵隔淋巴结肿大。

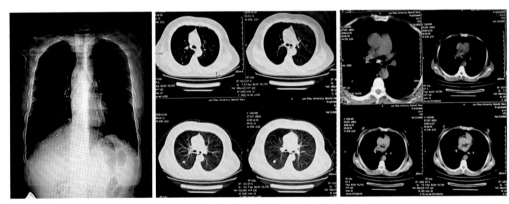

图 22-11　复查胸部 64 排螺旋 CT 平扫

全腹部 64 排螺旋 CT 平扫（图 22-12）：肝脏大小形态在正常范围内，肝实质未见明显异常密度灶，余未见明显异常。

上腹部 MRI 平扫（图 22-13）：肝内外胆管通畅，未见明显异常。

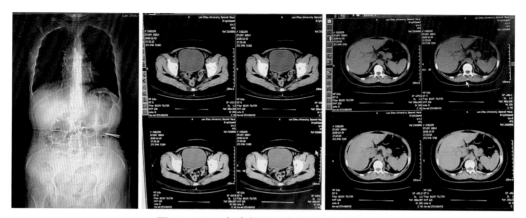

图 22-12 全腹部 64 排螺旋 CT 平扫

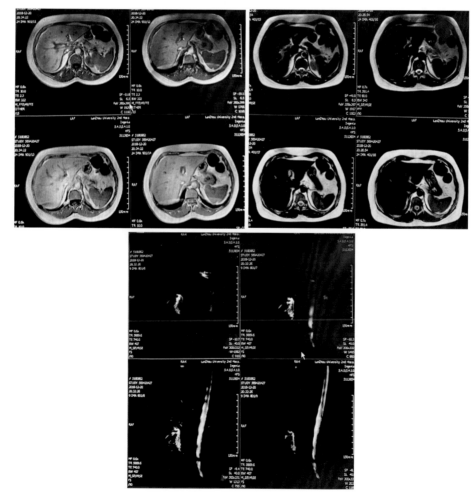

图 22-13 上腹部 MRI 平扫

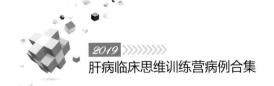

二、临床讨论

第一次临床讨论：入院初步考虑？进一步处理？

（一）病史特点

患者为中年女性，因不规范服用抗结核药物后，出现全身皮肤黏膜及巩膜黄染1周；既往有高血压、糖尿病史，但未用药治疗；体格检查见皮肤及巩膜重度黄染。化验检查提示ALT、AST、TBIL、DBIL、ALP、GGT、铁蛋白明显升高，电解质紊乱，凝血指标异常。入院后行腹部影像学检查（CT+MR平扫）均未见明显异常，因患者重度黄疸，增强检查有加重病情的风险，故暂未进一步行增强检查。

（二）初步诊断

1.肝功能异常原因待查：药物性肝损伤（肝功能衰竭倾向）/混合型（R=4.88），急性腹水（未穿刺）。

2.2型糖尿病。

3.高血压（2级、极高危）高血压性心脏改变。

4.电解质紊乱。

5.肺结核？

进一步检查及治疗

治疗思考：进一步通过RUCAM因果关系评估表进行评分，标准按照2018年8月2日肝胆相照在线公共服务平台分享，评分为4分，可能提示有药物性肝损伤。

第一次我科诊治经过：

（1）积极给予谷胱甘肽、异甘草酸镁以及能量支持、纠正电解质紊乱等治疗；

（2）3短1长胰岛素调整高血糖状态；

（3）尽管CRP、PCT、铁蛋白等炎症指标升高，但血常规正常，患者也无发热、尿路感染、咳嗽咳痰等症状，故未立即给予抗炎处理；

（4）完善胃镜检查：

胃镜下示（图22-14）：①食管乳头状瘤（未做病理检查，因病灶呈局灶改变，周边清晰，患者凝血功能欠佳）；②慢性萎缩性胃炎（窦轻度）。

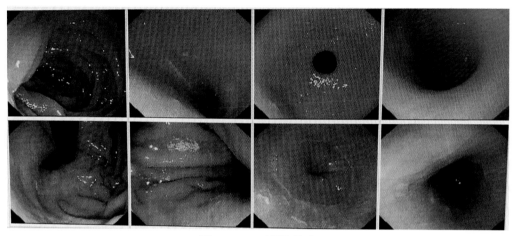

图 22-14　胃镜检查

治疗转归及调整治疗：

依据上述治疗方案治疗 3 天后，患者的转氨酶有明显下降（ALT 从 535 U/L 下降至 332 U/L，AST 从 1115 U/L 下降至 376 U/L），但胆红素未下降反而升高（TBIL 从 344.7 μmol/L 上升至 380.3 μmol/L）；同时患者恶心、呕吐症状仍然严重，每天进食差，饮水后都有轻度恶心情况，每天均有 1 ～ 2 次呕吐，呕吐为胃内容物；电解质紊乱也纠正不佳。

故我科进行了第二次调整治疗：经过常规治疗后胆红素未下降，经我科科内讨论后调整为激素治疗（甲泼尼龙治疗）。同时请兰州肺科医院专家会诊，认为目前考虑肺非活动性肺结核，建议暂不行抗结核治疗，先进行正肝衰竭治疗。

调整治疗后的转归情况：

给予甲泼尼龙 160 mg 冲击治疗，并辅以输注血浆、保护胃黏膜、制霉菌素漱口、吃大蒜等治疗；但治疗 4 天后 TBIL 从 380.3 μmol/L 仅下降至 321.2 μmol/L，PTA 从 46.3% 上升至 54.8%，肝功 ALT 从 332 U/L 下降至 251 U/L，AST 从 376 U/L 下降至 155 U/L；血钾上升至 4.62 mmol/L，血钠下降至 129.4 mmol/L，血钙与前变化不大 3.50 mmol/L；但患者出现血糖升高明

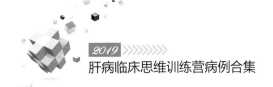

显（三餐前 7.5～15.5 mmol/L，三餐后 16～25 mmol/L），血压最高可上升至 180/120 mmHg，同时首次出现尿频、尿急、尿痛；复查尿常规提示细菌 1004/ul，白细胞 15.5/HFP，炎症指标提示 WBC $10.48×10^9$/L，NE% 79%，HGB 182 g/L，PLT $328×10^9$/L，PCT 上升至 0.677 ng/ml，CRP 上升至 40.01 mg/L，ESR 上升至 20 mm/h；连续三天行尿培养，有两次回报检出大肠埃希菌。患者的恶心、呕吐症状仍明显存在，因 160 mg 甲泼尼龙冲击后总胆红素未下降至冲击前的 1/3～1/2，而且出现血糖控制不理想、血压升高及尿路感染情况；第三次治疗调整：将甲泼尼龙减至 80 mg，同时请内分泌科会诊调整为胰岛素泵治疗，心内科会诊后加用硝苯地平缓释片及贝那普利联合降压治疗；本因患者肝功能异常情况，欲给予头孢类抗生素，可皮试为阳性，故在临床药学科会诊后给予阿米卡星治疗。在激素减量至 80 mg 三天后总胆红素再次又从 321.2 μmol/L 上升至 402 μmol/L，恶心、呕吐症状较前无改善，减至 40 mg 三天后总胆红素上升至 464.9 mmol/L（也就是 12 月 26 日），ALT 下降至 105 U/L，血钾 4.56 mmol/L，血钠 125 mmol/L，血钙 3.11 mmol/L，WBC $14.58×10^9$/L，NE% 85%，HGB 185 g/L，PLT $337×10^9$/L，PTA 55.8%，恶心、呕吐症状未见缓解，电解质紊乱仍存在，但血糖、血压及尿路感染情况有所好转。

第四次调整治疗：停用激素治疗，在原有胰岛素泵、降压药物、抗生素的基础之上，行胆红素吸附治疗。

第一次胆红素吸附治疗后即刻 TBIL 为 189.2 μmol/L，治疗总量为 6 L；但二天后又反跳至 328.2 μmol/L，故第二次再行胆红素吸附治疗，治疗后即刻为 233.8 μmol/L，治疗量为 5 L。

第二次胆红素吸附后 2 天 TBIL 基本稳定。从 233.8 μmol/L 下降至 198.1 μmol/L。5 天后下降至 111.6 μmol/L。但患者恶心、呕吐症状仍存在。

第二次临床讨论：患者的最终诊断是什么？采取什么治疗方案？

我们再次认真分析化验指标见图 22-15，通过对电解质结果的对比分析，发现该患者的血钙一直升高明显。

血钙的升高结合患者的病情特点，我们考虑有可能是恶性肿瘤或甲状旁腺的问题。

进一步的检查：

安排肺癌相关肿瘤指标、甲状旁腺 B 超、血甲状旁腺激素、骨扫描的检查。NSE 9.26 ng/ml，CY211 3.2 ng/ml，ProGRP 8.1 pg/ml。

骨扫描示全身骨显像未见明显异常（图 22-15）。

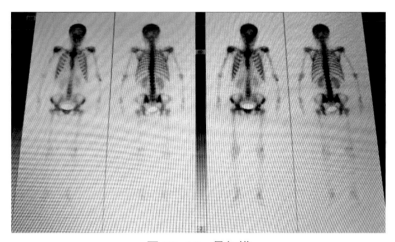

图 22-15　骨扫描

甲状旁腺激素（iPT）：186 pg/ml。

甲状旁腺 B 超示（图 22-16）：甲状腺右侧叶下后方探及一大小约 1.6 cm×1.4 cm 的低回声，甲状旁腺瘤多考虑。

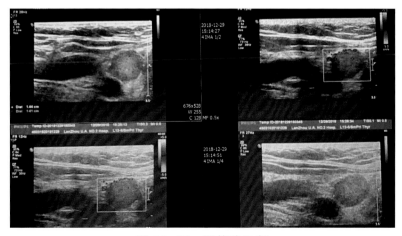

图 22-16　甲状腺 B 超

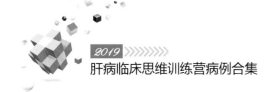

第六次调整治疗：除使用谷胱甘肽及异甘草酸镁的基础上，大量补液，并给予鲑鱼降钙素 1 支 / 次，1 ~ 2 次 / 天；并请外科会诊。

于 2019 年 1 月 11 日转入外科，行甲状旁腺病损切除术。

术中见：右甲状腺下极背部一约 1.5 cm 大小肿瘤，质中、实性、活动度好，与周围组织境界清楚，无粘连、浸润。

术后病理（图 22-17）：甲状旁腺瘤。

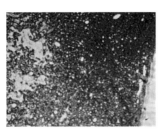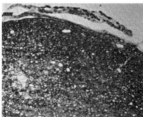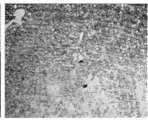

图 22-17　术后病理

术后转归情况：患者的恶心、呕吐症状完全好转，进食好，血糖迅速下降至正常水平，再未用胰岛素；血压也降至正常，未用降压药物治疗。

肝功好转明显，TBIL 在手术后第 2 天和第 5 天分别是 81 μmol/L 和 55.5 μmol/L，ALT 73 U/L 和 54 U/L。术后第 5 天后出院。

出院后复查及肝组织学情况：

出院后 20 天患者在遵从出院医嘱下到兰州大学第二医院肝病科复诊。

复查电解质、肝功、凝血功能、血常规、甲状旁腺素等指标，为肝组织穿刺做准备。

电解质：血钾 3.67 mmol/L，血钠 138 mmol/L，血钙 2.45 mmol/L。

肝功能：ALT 23 U/L，AST 18 U/L，TBIL 13.7 μmol/L，DBIL 8.7 μmol/L，IBIL 5.0 μmol/L；GGT 35 U/L，ALP 313 U/L。

凝血功能、肾功能、血常规均未见明显异常。

IPT 127 pg/ml（正常值 10 ~ 69）。

甲功十项：正常。

肝穿刺组织（图 22-18）：肝组织两条，肝细胞轻度浊肿变性，有点灶状坏死，汇管区纤维组织轻度变性，有少量慢性炎症细胞浸润，以淋巴细胞为主，相当于慢性病毒性肝炎轻度（G1、S2），肝细胞淤胆明显。

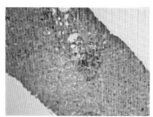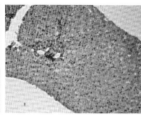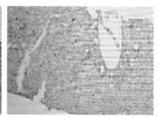

图 22-18　肝穿刺组织

再次仔细询问患者，重新进行诊断的思考，又一次 RUCAM 评分，因已知高甲状旁腺素引起的高钙血症对肝脏的不良反应，故应该减去 3 分，评分变为 1 分，即不考虑药物性肝损伤。

临床思辨：

原发性甲状旁腺瘤是由主细胞、嗜酸细胞、过渡型嗜酸细胞或混合构成的良性肿瘤，多见于中老年女性。临床表现有全身表现和局部表现，多见于消化系统、神经系统、肌肉系统、关节及软组织病、骨骼系统等症状，易激发高钙血症的存在，同时碱性磷酸酶也会随之升高。

甲状旁腺激素亢进引起高钙血症主要是通过骨细胞的作用，向周围释放 ALP 和蛋白水解酶；还有可能是通过破骨细胞的数量增加，引起溶酶体酶类增加，包括胶原水解酶和其他水解酶的加速合成。

高甲状旁腺素血症引起的高钙血症对肝细胞的损伤机制：

（1）激活 Ca^{2+} 依赖性蛋白水解酶，使黄嘌呤脱氢酶（XD）大量转变为黄嘌呤氧化酶（XO），由此通过一系列反应形成大量氧自由基，引发脂质过氧化反应，造成肝细胞损伤。

（2）激活 Ca^{2+}-ATP 酶，加重 ATP 水解，钙超载干扰了线粒体电子转运链，影响 ATP 合成，引起细胞能量代谢障碍，最终导致肝细胞死亡。[1]

---

[1]　Date M，Matsuzaki K，Matsnshita M，et al.Differential regulation of activin A for hepatocyte growth and fibronectin synthesis in ratliver injury. J Hepatol，2000，32（2）：251-260.

（3）内流的 Ca^{2+} 激活 Ca^{2+} 依赖性磷脂酶，促进膜磷脂分解，从而促使核苷酸酶、腺苷酸环化酶、$Na^+-Ca^{2+}-ATP$ 酶降解；同时激活钙依赖核苷酸内切酶，引起 DNA 水解，阻断胞内依靠转录而进行的潜在修复过程。这些因素都可加重肝细胞损伤，产生恶性循环。[②]

【最终诊断】结合患者出现红皮病的病因，通过进一步查阅文献我们最终诊断：甲状旁腺瘤；高甲状旁腺素血症（甲状旁腺功能亢进症），高钙血症、低磷血症，肝功能损伤；原发性高血压（3 级、极高危），高血压性心脏病；2 型糖尿病。

三、诊疗体会

（1）肝功能异常的触发因素很多，找到真正的原因有时真的不容易，所以需要多思考，对所有的化验结果要仔细观察变化趋势，多学科讨论尽快找到真凶。

（2）腺体功能、激素的异常分泌在一些诱发因素下会导致肝脏功能的异常，有时早期都会被忽略，常常想不到。通过这个病例也给了我们一个启示，电解质紊乱的精心维护，对患者的预后也是有一定直接或间接的帮助作用的。

[②] Jaeschke H, Gores GJ, Cederbaum AI, et al.Mechanism of hepatotoxicity. Toxicol Sci, 2002, 65（2）：166-176.

肝功能异常合并间断发热查因

华中科技大学同济医学院附属协和医院 郭春霞 易建华 何生松 郑 昕

一、病例基本信息

患者，男，24 岁，农民，主因"气胸术后、发现肝功能异常 7 个月，间断发热 3 个月"于 2018 年 8 月 2 日入院。

【现病史】患者于 2018 年 1 月初因右侧复发性气胸、双肺多发巨大肺大疱于外院行胸腔闭式引流并右中肺切除 + 右下肺基底段切除 + 粘连松解术，住院期间查肝功能显示 ALP 和 GGT 升高，此后复查均升高，分别波动于 198 ～ 911 U/L 和 243 ～ 686 U/L 之间，血常规检查显示白细胞和中性粒细胞百分比也升高，分别波动于 11.73 ～ 25.97 g/L 和 73.8% ～ 92.5% 之间；近 3 月余有间断发热，发热无明显规律，体温最高达 38.5℃，一般在 37.8℃左右，自诉饮水后可自行退热，进食油腻食物后偶有双侧肋下疼痛、呕吐和腹胀，近 1 个月口服熊去氧胆酸胶囊后自觉上述症状缓解。今为求进一步诊治来我院就诊，门诊以"肝功能不良"收入院。自发病以来，精神、食欲、睡眠不佳，尿量增多，大便正常，体力可，体重无明显变化。

【既往史、个人史、家族史】无高血压、糖尿病、心脏病史，无病毒性肝炎及结核病史。2014 年 2 月因"气胸"行肺大疱缝扎术，2018 年 1 月诊断为浅表性胃炎伴胆汁反流、胃窦体小息肉，2018 年 4 月诊断为中枢性尿崩症。无外伤、血制品输注史，无过敏史。无毒物、粉尘及放射性物质接触史，无吸烟、饮酒史，无冶游史。

【入院查体】体温 36.8 ℃，脉搏 113 次 / 分，呼吸 19 次 / 分，血压 111/85 mmHg。皮肤巩膜无黄染，未见肝掌、蜘蛛痣及瘀斑，浅表淋巴结未触及肿大；右侧前胸至背部可见长约 35 cm 陈旧手术瘢痕；腹部平软，无压痛及反跳痛，肝右肋下二横指可触及、剑突下四横指可触及，肝区叩击痛阳性，脾左肋下未触及，移动性浊音阴性，肠鸣音存在，脐周叩呈鼓音，双下肢无水肿。

【外院及门诊辅检】

2018 年 1 月手术切除右中肺、右下肺组织病理（图 23-1）：符合硬化性肺泡细胞瘤，局灶肺组织呈机化性肺炎改变伴肺大泡形成并淋巴组织增生。免疫组化结果：间质细胞 VIM（＋），PCK（＋），TTF-1（＋），EMA（＋），CK7（＋），Ki-67（LI 约 3%）；组织细胞：CD68（＋）；增生的淋巴组织：CD3（＋），CD20（＋），CD56（部分＋），Ki-67 约 40%；Syn（－），CgA（－），HMB45（－），Melan-A（－），S-100（部分＋）。

2018 年 4 月性激素全套及皮质醇：正常范围。

2018 年 4 月垂体 MRI 平扫＋增强：腺垂体强化稍欠均匀，未见显著结节状异常强化。

2018 年 7 月肝胆胰脾彩超：肝脾大，腹膜后淋巴结肿大。

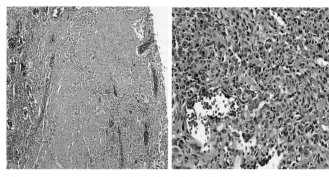

图 23-1 右中肺、右下肺组织病理

二、临床讨论

第一次临床讨论：该例患者反复出现肺大疱、气胸，病理诊断是金标准，硬化性肺泡细胞瘤能否解释多次气胸？之后出现的胃炎胃息肉、肝功能异常、中枢性尿崩症、低热，如何解释？入院初步诊断？

【入院诊断】①发热、肝功能异常原因待查；②尿崩症；③肺大疱右肺中叶切除术后；④浅表性胃炎伴胆汁反流、胃窦体小息肉。

【病例特点】硬化性肺泡细胞瘤是肺部良性肿瘤，起源于Ⅱ型肺泡上皮细胞；大多无症状，部分可有咳嗽、低热、胸痛、痰中带血；CT多表现为结节或肿块，软组织密度影；而此患者CT表现为囊状病变、肺大泡，似乎不相符合。结合该患者病例特点：青年男性，慢性病程，以外周血白细胞及中性粒细胞百分比升高为主，间断发热，肝功能异常以ALP和GGT升高为主（ALP超过1.5倍正常值、GGT超过3倍正常值，考虑胆汁淤积性肝病），肝脾及腹膜后淋巴结肿大。我们以发热及胆汁淤积性肝病的鉴别诊断为切入点，尽量用一元论解释。发热需考虑感染性疾病、自身免疫性疾病、肿瘤（血液病）；胆汁淤积性肝病需考虑肝外胆管疾病、肝内胆管疾病、肝细胞损伤疾病、中毒性肝损伤、血液系统疾病、遗传代谢性疾病。综合发热和胆汁淤积性肝病的特点，诊断思路需考虑以下疾病。

（1）感染性疾病：细菌感染，如特异性感染（如结核、非结核分枝杆菌、伤寒、布鲁菌病等）；真菌感染，如组织胞浆菌、隐球菌、曲霉菌等；病毒感染，如EBV、CMV、HIV；寄生虫感染，如包虫病、囊虫病等。

（2）自身免疫性疾病：PBC、PSC、AIH、IgG4相关性疾病、继发性硬化性胆管炎等。

（3）遗传代谢性疾病：Wilson病、血色病、α_1-抗胰蛋白酶缺乏症等先天性遗传代谢病。

（4）肿瘤：实体肿瘤、血液病（淋巴瘤、慢性粒细胞白血病、朗格汉斯细胞组织细胞增生症、POEMS综合征等）。

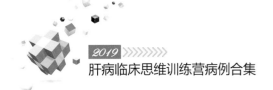
【入院后完善检查】

（1）血常规：WBC 20.61 g/L、RBC 3.78 g/L、HGB 122 g/L、PLT 481 g/L、NEU 86.4%；肝功能：TBIL 16.1 μmol/L，DBIL 9.8 μmol/L，ALT 27 U/L，AST 26 U/L，ALP 600 U/L，GGT 248 U/L，ALB 32 g/L，GLB 37.5 g/L。血糖、血脂、肾功能电解质、凝血功能正常。大小便常规正常。

（2）感染相关：ESR 106 mm/h，降钙素原 PCT 正常，CRP 73.7 mg/L；血培养阴性；结核抗体及结核相关抗体、T-spot 均阴性；肥达反应阴性；真菌 G、GM 均阴性；EBV-DNA、CMV-DNA 阴性；甲、乙、丙、丁、戊肝均阴性；输血前检查：HIV 待复检。

（3）免疫相关：ENA 全套：ANA 1∶100 阳性；肝病相关抗体：阴性；ANCA、类风湿三项：阴性；甲功五项阴性；TG：正常；免疫球蛋白全套：IgG 19.0 g/L；IgG4 2.38 g/L（0.03 ～ 2.01 g/L）；

（4）遗传代谢相关：铜蓝蛋白：正常；血清铁及总铁结合力：正常；α_1-抗胰蛋白酶正常。

（5）肿瘤相关：肿瘤标志物全套，包括铁蛋白 349 μg/L（4.6 ～ 204 μg/L），余项正常。肺纵隔 CT 平扫（图 23-2）：①肺气肿，双肺散在肺大疱形成，双肺下叶巨型肺大疱；②右肺上叶结节影，右肺中叶切除术后改变，右侧胸腔少许包裹性积液；③纵隔右偏。上腹部 CT 平扫（图 23-3）：①肝脏体积增大，实质密度弥漫性不均匀性减低；②肝内外胆管未见明显扩张；③腹膜后可见多发肿大淋巴结影，较大者位于肝门，短径约 2.1 cm。肝脾 MRI 平扫＋增强（图 23-4）：①肝脏体积增大，实质内弥漫分布长 T_1 长 T_2 信号影，同相位信号可疑略减低，DWI 未见明显弥散受限，增强扫描延迟强化，建议结合临床；肝脏多发小囊肿，大者直径约 5 mm；②肝内、外胆管未见扩张，胆囊不大，其内未见异常信号影；③脾脏形态饱满；④肝门区及后腹膜多个肿大淋巴结影，大者截面大小约 2.2 cm×3.0 cm。

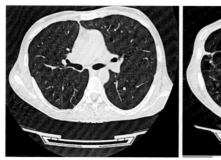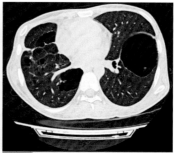

图 23-2 肺纵隔 CT 平扫

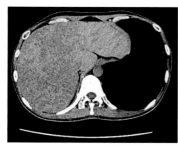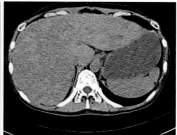

图 23-3 上腹部 CT 平扫

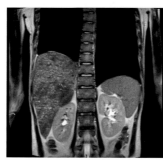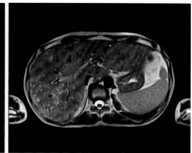

图 23-4 肝脾 MRI 平扫 + 增强

第二次临床讨论：患者目前诊断考虑什么？还要做哪些检查？

通过上述检查，目前诊断考虑以下方面。

（1）HIV：初筛阳性，确证试验阴性，可排除。HIV 初筛假阳性多见于以下情况：①结核、疟原虫、梅毒、肾透析患者（交叉反应）；②自身免疫性疾病、恶性肿瘤（模拟介导的异常免疫反应）；③怀孕；④疫苗接种（流感、风疹等）；⑤试剂检测问题。

（2）IgG4 相关性疾病：是一组系统性炎症纤维化的疾病，主要特征为血清中 IgG4 升高和多个器官 IgG4 细胞浸润，进而导致组织硬化和纤维化；可累及淋巴结、唾液腺、胆管、胰腺、垂体、甲状腺、骨骼等多系统；可有发热、淋巴结肿大、肝脾大、胆管炎、胰腺炎、尿崩症、甲状腺炎等表现。诊断依据：①临床检查显示 1 个或多个脏器特征性的弥漫性 / 局限性肿大或肿块形成；②血液学检查显示血清 IgG4 升高（＞ 1350 mg/L）；③组织学检查显示：a. 大量淋巴细胞和浆细胞浸润，伴纤维化；b. 组织中浸润的 IgG4 阳性浆细胞 /IgG 阳性浆细胞＞ 40%，且每高倍镜视野下 IgG4 阳性浆细胞＞ 10 个。该患者淋巴结、胆管、垂体受累及有发热、淋巴结肿大、肝脾大、胆管炎、尿崩症表现，血清 IgG4 明显升高，很可疑，确诊需进一步的组织学证据。

（3）血液病：患者有发热、肝脾淋巴结肿大、肝功能受损，需考虑进一步需行骨穿、组织活检、血尿免疫蛋白固定电泳、PET-CT 等检查。

【进一步检查】肝穿刺活检组织（图 23-5）：镜下见肝小叶结构清晰，部分肝细胞水肿变性，个别肝细胞见糖原核；汇管区大量汇合型炎性细胞浸润（淋巴细胞、浆细胞、中性粒细胞及少量嗜酸性粒细胞）伴胆管损伤，并见肉芽肿形成，朗格汉斯组织细胞增生，局部小胆管增生；界板区可见碎屑状坏死。免疫组化染色示：朗格汉斯组织细胞 CD68（＋）、CD1 a（＋）、Langerin（＋）；另 CD138（浆细胞＋），IgG（浆细胞＋），IgG4（－），CD20（－），CD3（T 细胞＋），CD21（－），CD30（－），MPO（－），CD34（－），Ki-67（LI: 30%）。综上所述，（肝穿刺活检组织）汇管区慢性非特异性炎伴肉芽肿性炎，合并朗格汉斯细胞组织细胞增生。

胃窦组织活检（图 23-6）：（胃窦）符合朗格汉斯细胞增生性病变，因组织太少，难以明确诊断，请结合临床综合考虑，如有必要，请再次取材送检。免疫组化：CD43（弥漫＋），CD1 a（弥漫＋），VIM（＋），CD45（LCA）（散在＋），Langerin（散在＋），S100（散在＋），CD31（散在弱＋），CD163（散在＋），CD68（散在＋），BCL-2（散在＋），MCM2（LI20% 左右），Ki-67（20% 左右），Kappa（－），Lammda（－），CD20（－），CD56（－），CD79 a（－），PAX-5（－），CD3（－），CD5（－），CD7（－），CD10（LN）（－），BCL-6（－）。

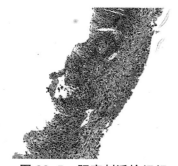

图 23-5　肝穿刺活检组织

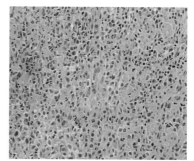

图 23-6　胃窦组织活检

【最终诊断】朗格汉斯细胞组织细胞增生症（多病灶）。

【治疗】患者转血液科化疗后肝功能逐步恢复，体温正常。

三、诊疗体会

朗格汉斯细胞组织细胞增生症（Langerhans cell histiocytosis，LCH）是一种原因不明的疾病，是以大量朗格汉斯细胞增生、浸润和肉芽肿形成导致器官功能障碍为特征的一组疾病。LCH 多见于儿童，也见于成人，临床表现多样，可表现为单一器官损伤或多器官损伤，可有皮疹、溶骨性损伤、淋巴结肿大、耳聋、尿崩症、气胸、胆汁淤积、肝衰竭、胃肠炎等临床表现。轻者为孤立的无痛性骨病变，重者为广泛的脏器浸润伴发热和体重减轻。肺病变：常见症状为慢性咳嗽、胸痛、气短和喘息，伴消瘦、乏力、发热、盗汗和食欲减退，重者出现气胸，严重者出现呼吸衰竭。CT 可发现肺部病变呈现从结节到囊性结节、厚壁囊腔，再到薄壁囊腔的变化规律，严重时为蜂窝肺。肝脏：从轻度的胆汁淤积到肝门区严重的组织浸润，出现肝细胞损伤和胆管受累，进而发展为硬化性胆管炎、肝纤维化和肝衰竭。胃肠道：病变常见于全身弥散性 LCH，以小肠和回肠最常受累，表现为呕吐、腹泻和吸收不良，可造成小儿生长停滞。中枢神经系统：丘脑－垂体后叶区受累，出现中枢性尿崩症。

LCH 是一种组织病理学良性，但其生物学行为表现为侵袭性、破坏性的疾病。LCH 的临床表现多种多样，缺乏特异性，需要通过病理学检查确诊。

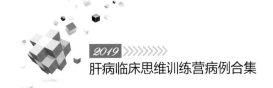

病理诊断：形态学检查（光镜下可见朗格汉斯细胞增多的组织学特点），免疫组织化学（CD1α、S100 及 CD68 阳性）可确诊。治疗方案主要有化学治疗、免疫治疗、放射治疗、干细胞移植、靶向药物和手术治疗。LCH 有高复发率、低死亡率、致残率高的特点。

通过对该例患者的诊治及文献学习，我们认识到：成人 LCH 罕见，容易误诊，起病至确诊时间长，尿崩、骨质破坏、肺部囊状病变为重要提示；遇到病情复杂、诊断困难时，尽量用一元论来解释复杂的临床现象；在原因不明的肝功能异常患者中，肝穿刺活检有助于帮助诊断。

眼睑明显肿胀伴肝损伤查因

蚌埠医学院第一附属医院　徐葵花　赵守松

一、病例基本信息

患者，男，49岁，主因"双上眼眶肿胀伴间断厌油5年"于2018年10月16日收住我科。

【现病史】5年前患者因发热、咳嗽1个月后出现上眼睑肿胀及下颌肿大，至上海及合肥多家医院的眼科、肿瘤科就诊，排除眶内肿瘤，但诊断不明确。半个月来患者眼睑肿胀较前更加明显，经常性口渴，尿量增多（每天6000～7000 ml），遂于2018年9月30日至当地医院诊治，查血常规：白细胞（WBC）1.8×10^9/L，血红蛋白（Hb）70 g/L，血小板（PLT）157×10^9/L；肝功能：谷丙转氨酶（ALT）63 U/L，谷草转氨酶（AST）82 U/L，碱性磷酸酶（ALP）732 U/L，GGT 177 U/L，白蛋白（ALB）27.5 g/L，总胆红素（TBIL）41.7 μmol/L，直接胆红素（DBIL）6.4 μmol/L。彩色超声检查：肝脏左叶前后径64 mm，上下径78 mm，右叶斜径118 mm，边界清楚，外形规则，实质回声增粗分布不均匀，肝内管道走行清晰，门静脉内径10 mm，胆囊大小55 mm，边界清楚，形态规则，胆囊壁增厚毛糙，腔内未见强回声光团，胆总管无扩张，脾脏长径159 mm，厚度66 mm，边界清楚，回声细密均匀，脾门处脾静脉内径5 mm，双肾大小与形态正常，包膜完整，实质回声均匀，双肾集合系统未见明显分离，双侧输尿管未见扩张。结论：肝实质损伤伴改变，慢性胆囊炎，脾脏增大。2018年10月7日肝功能：ALT 52 U/L，

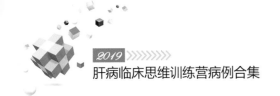

AST 63 U/L，ALP 552 U/L，GGT 145 U/L，ALB 28.7 g/L，TBIL 9.1 μmol/L，DBIL 8.9 μmol/L；甲、乙、丙、戊型病毒性肝炎标志均（－），乙肝病毒核酸（HBVDNA）未测出；自身免疫性肝病谱（－）；胸片未见异常。因肝功能异常原因不明至我院门诊，于 2018 年 10 月 16 日收住我科。

追问病史，患者于 2016 年在上海就诊时，曾考虑可能是免疫性疾病，曾服用醋酸泼尼松每天 5 mg，使用奥美拉唑近 40 天，眼睑水肿伴下颌肿大明显消退，后因精神压力大、失眠自行停药，后再次出现眼睑肿胀。曾于 2016 年 3 月 6 日至我院行 B 超检查结果：双侧颌下腺内探及患者所指包块处 2 mm×3 mm 以下的低回声区多个，弥漫性分布，形态不规则，边界清，其内及周边探及右侧：7 mm×12 mm、左侧：7 mm×15 mm 以下的淋巴结回声多个，以左侧为著，形态尚规则，边界尚清楚，皮髓质分界尚清，超声提示：双侧颌下腺内异常回声伴周边淋巴结肿大（炎症引起？）。于 2016 年 6 月 12 日在合肥市某医院行头颅磁共振（MRI）检查（图 24-1）示：双侧泪腺体积明显增大，呈等 T_1 稍长 T_2 信号，边界清晰，内见多个斑条状长 T_1 短 T_2 信号，

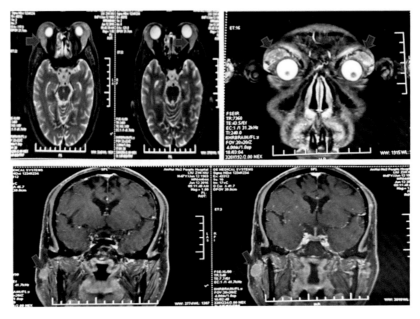

图 24-1 头颅 MRI 检查

增强后病灶呈均匀性强化，双眼外直肌受压，双侧上眼睑皮下软组织肿胀，双眼球内未见明显异常信号，双侧上颌窦、鼻窦黏膜增厚，右侧腮腺区内见直径 16 mm 类圆形长 T_1 长 T_2 信号，界清，增强后呈轻度强化。结论：两侧泪腺增大，双侧上眼睑皮下软组织肿胀，考虑炎性假瘤，双侧副鼻窦炎，右侧腮腺占位；并行眼部肿胀组织的病理检查（图 24-2）示：眼眶淋巴组织增生性病变，多量浆细胞、淋巴细胞浸润，分化成熟，少量粒细胞、活化细胞反应，周围纤维胶原组织增生，分隔包绕。

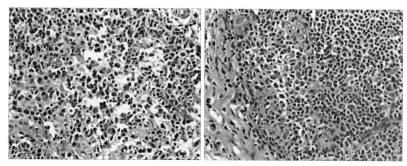

图 24-2　眼睑部病理

【既往史、个人史、家族史】1 年来发现血压升高，未正规诊治；1 个月前发现血糖升高，口服降糖药半个月自行停用，血糖控制不详；偶有饮酒，每次约 80 g，连续 3 年；否认使用损肝药物史。无病毒性肝炎病史及其密切接触史，无结核病史及其密切接触史，无外伤、血制品输注史，无过敏史。久居原籍，无毒物、粉尘及放射性物质接触史，无吸烟史。无家族性遗传病病史。

【入院查体】体温 36.2 ℃，脉搏 82 次/分，呼吸 20 次/分，血压 156/101 mmHg，神志清楚，精神一般，贫血貌，全身皮肤黏膜无黄染，无肝掌及蜘蛛痣，颌下可触及数枚肿大淋巴结，质软，活动度可，触痛（＋），最大直径 1 cm。双上眼眶弥漫性肿胀（图 24-3），可触及 1 cm×2.5 cm 包块，边界不规则，质韧，无压痛。心肺（－），腹软，腹壁静脉无曲张，肝肋下未触及，脾肋下约 4 cm，移动性浊音阴性，双下肢无水肿，余（－）。

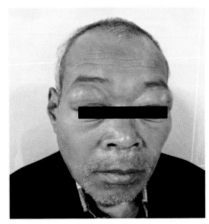

图 24-3　患者双眼睑明显肿胀

二、临床讨论

第一次临床讨论：该例患者以双眼睑肿胀伴间断厌油、尿量明显增多为主要表现，化验提示肝功能异常（碱性磷酸酶、转肽酶、胆红素升高）、白细胞及血红蛋白下降，出现泪腺、腮腺、颌下腺等受累的病因是什么？

2018 年 10 月 9 日我院门诊免疫球蛋白全套检查：IgG 74.200 g/L ↑（7 ～ 16 g/L），IgA 1.590 g/L（0.4 ～ 2.8 g/L），IgM 0.709 g/L（0.7 ～ 3.0 g/L），C3 0.640 g/L ↓（0.88 ～ 2.01 g/L），C4 0.201 g/L（0.16 ～ 0.47 g/L），Kap 轻链 55.50 g/L ↑（6.29 ～ 13.5 g/L），Lam 轻链：30.10 g/L ↑（3.13 ～ 7.13 g/L），IgE 4320 IU/ml ↑（< 165 IU/ml）。

2018 年 10 月 11 日，我院门诊送外检：IgG4 > 4.31 g/L ↑（0.03 ～ 2.01 g/L）。

【病例特点】

（1）患者，男，49 岁，农民，1 年来发现血压升高，1 个月前发现血压升高，偶有饮酒，每次约 80 g，连续 3 年，否认使用损肝药物史。

（2）主要症状为双上眼眶肿胀、间断厌油 5 年，伴有肝功能异常、经常性口渴、多尿。

（3）查体：神清，贫血貌，颌下可触及数枚肿大淋巴结，质软，活动度可，触痛（＋），最大直径 1 cm。双上眼眶弥漫性肿胀，可触及 1 cm × 2.5 cm 包块，边界不规则，质韧，无压痛。心肺（－），腹软，脾肋下约 4 cm，余（－）。

（4）外周血白细胞降低，血红蛋白降低，肝功能异常，病毒性肝炎标志、自身免疫性肝病谱均（－），IgG、IgE、Kap轻链、Lam轻链明显升高，IgG4明显升高。

（5）影像学检查及病理示肝实质损害伴改变，慢性胆囊炎，脾脏增大，眼眶、腮腺、泪腺、颌下腺炎性占位。

（6）2016年曾给予激素治疗40天，症状有好转，停用后症状加重。

【鉴别诊断】

结合患者病例特点，我们以肝损伤的鉴别诊断为切入点，需重点鉴别感染性肝病（病毒性肝炎、EBV感染）、酒精性肝病、遗传代谢性肝病（肝豆状核变性）、免疫性疾病（自身免疫性肝病、IgG4相关性疾病）等。

1.感染性肝病

（1）病毒性肝炎：患者出现乏力、食欲减退、厌油、尿黄等肝损伤症状，伴肝功能异常，需鉴别慢性乙肝/丙肝或病毒性肝炎相关性肝硬化，但患者没有乙肝或丙肝等慢性肝病家族史，否认输血、血制品史，病毒性肝炎标志均阴性，需进一步排除非嗜肝病毒感染等。

（2）EBV感染：患者慢性起病，病程中出现发热、咳嗽、淋巴结肿大，伴肝损伤，需鉴别慢性活动性EBV感染，需完善EB病毒–DNA、巨细胞病毒（CMV）–DNA、铁蛋白等，必要时行肝活检。

2.酒精性肝病：患者偶有饮酒，每次约80g，连续3年，每年2～3次，伴ALP、GGT升高，达不到酒精性肝病诊断标准。

3.遗传代谢性肝病：如肝豆状核变性，多以肝损伤为主要表现，可出现肝硬化，需完善外周血铜蓝蛋白、尿铜测定、眼底检查K–F环，必要时考虑肝活检行免疫组化。

4.免疫性疾病

（1）自身免疫性肝病：患者有厌油、黄染，ALP、GGT升高，应鉴别原发性胆汁性胆管炎（PBC）或原发性硬化性胆管炎（PSC），进一步完善自身免疫性肝病谱、免疫球蛋白（Ig）+补体（C3/C4）、抗核抗体（ANA）谱，行上腹部磁共振（MRI）、胰胆管磁共振成像（MRCP）。

（2）IgG4 相关性疾病：可累及泪腺、腮腺、淋巴结、肝脏等多系统，血清 IgG 亚类测定示 IgG4 明显升高，必要时行病变部位活检及 IgG4 免疫组化。

【入院诊断】①慢性肝病，肝硬化可能（自身免疫性？）；②糖尿病（Ⅱ型）可能；③尿崩症可能；④高血压 2 级（高危）。

入院后完善常规检查，同时召集疑难肝病多学科（血液科、眼科、内分泌科、影像科、病理科等）诊治（MDT），并给予针对性检查。

【入院后完善检查】

（1）血常规：WBC 1.1×10^9/L，中性粒细胞（Neu）0.11×10^9/L，嗜酸性粒细胞百分比（EO%）14.5%，Hb 82 g/L，PLT 181×10^9/L。

（2）生化检查：ALT 34 U/L，AST 47 U/L，ALP 326 U/L，GGT 145 U/L，ALB 29.5 g/L，球蛋白（GLO）82.4 g/L，TBIL 6.4 μmol/L，DBIL 4.9 μmol/L，肌酐（Cr）67 μmol/L，尿素（BUN）2.43 mmol/L，空腹血糖（FBS）7.14 mmol/L，C 反应蛋白（CRP）49 mg/L，血沉（ESR）98 mm/h。

（3）病毒学：乙肝病毒表面抗原（HBsAg）、丙肝病毒抗体（抗 –HCV）、甲肝病毒抗体（抗 –HAV IgM）、戊肝病毒抗体（抗 –HEV IgM）、EBV–DNA 均阴性，ToRCH 检测（－）。

（4）自身抗体：ANA 谱均（－），血管炎三项（－），抗中性粒细胞胞浆抗体（ANCA）（－），双链 DNA 阴性，抗体核体（IF 法，主核型）阳性（S 斑点型），抗体核体（主核型）滴度 1∶160（＜ 1∶40），自身免疫性肝病谱（－）。

（5）肝纤维化无创诊断：脂肪指数（CAP）153 dB/m，肝硬度值（LSM）13.1 kPa。

（6）肝纤维化四项：透明质酸（HA）128.41 ng/ml ↑，层黏蛋白（LN）1.75 ng/ml，Ⅲ 型前胶原肽（P Ⅲ NP）74.05 ng/ml ↑，Ⅳ 型胶原（CIV）67.13 ng/ml ↑。

（7）葡萄糖耐量 + 胰岛素释放实验：空腹血糖 7.17 mmol/L ↑（3.9 ～ 6.1 mmol/L），0.5 小时血糖（耐糖量）GLU 11.09 mmol/L ↑（7.78 ～ 8.89 mmol/L），1 小时血糖（耐糖量）GLU 16.26 mmol/L ↑（7.78 ～ 11.1 mmol/L），2 小时血糖（耐糖量）GLU 15.78 mmol/L ↑（6.7 ～ 7.8 mmol/L），C 肽 0.5 小时：2.41 ng/ml

（3.16 ～ 8.43 ng/ml），胰岛素：4.36 mIU/L（4 ～ 20 mIU/L），胰岛素 0.5 小时 9.75 mIU/L↓（20.5 ～ 108.9 mIU/L），胰岛素 1 小时 15.60 mIU/L↓（20.5 ～ 108.9 mIU/L），C 肽 1.46 ng/ml（0.65 ～ 2.45 ng/ml），C 肽 1 小时 3.09 ng/ml↓（3.16 ～ 8.34 ng/ml），C 肽 2 小时 4.0 ng/ml（2.74 ～ 7.38 ng/ml）。

（8）胸部 CT 平扫（图 24-4）示：左中肺斑片状密度增高影，考虑局部间质性病变可能。

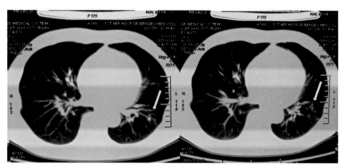

图 24-4　胸部 CT 平扫

（9）MRCP、上腹部 MRI 平扫 + 增强（图 24-5）示：肝脏外形增大，肝叶比例失调，表面不光滑，肝实质信号不均匀，DWI 未见高信号，增强后未见明显异常强化信号。胆囊未见增大，胆囊壁未见增厚。肝内外胆管未见扩张。胰腺走行形态未见明显异常，未见明确异常信号，胰管未见扩张。脾脏明显增大，信号不均匀。双肾实质未见明显异常信号。腹膜后未见肿大淋巴结。诊断意见：肝实质信号不均匀，脾脏明显肿大，少量腹水。

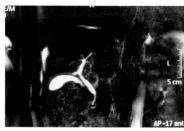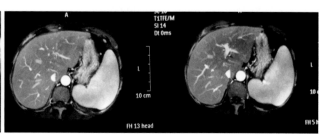

图 24-5　MRCP、上腹部 MRI 平扫 + 增强

（10）骨髓活检病理诊断：骨髓增生活跃，粒系核左移，未见明显异型增生及原始细胞增多，未见特征性病理改变，请结合临床及其他实验室检查，并随诊。

（11）骨髓造血系统肿瘤免疫分型结果：骨髓中未见异常表型的浆细胞增生，未见异常抗原表达，未见 Kap、Lam 异常表达。考虑到多发性骨髓瘤肿瘤细胞灶性分布的生长方式，请结合临床及形态学、免疫固定电泳检测、骨髓活检等。流式细胞免疫分型中浆细胞比例常低于图片中浆细胞的比例，浆细胞比例请参考骨髓涂片。

（12）尿液、血清免疫固定电泳示：未检测到单克隆免疫球蛋白。

第二次临床讨论：患者的最可能诊断是什么？采取什么治疗方案？

患者外周血白细胞明显降低，嗜酸性粒细胞明显升高，血清球蛋白明显升高，白球比例倒置，免疫球蛋白显著升高，外院及我院组织病理均提示有多量的浆细胞及淋巴细胞浸润，经过完善相关检查，基本排除多发性骨髓瘤（单一型轻链升高）、原发性巨球蛋白血症（IgM > 10 g/L）、重链病（检测到单克隆免疫球蛋白）等疾病，但尚需行病变部位或肝活检，进一步与 PSC 或 IgG4-RD 等鉴别。遂行右眼上睑活检病理（图 24-6）示：送检（右眼上睑）组织，长径 1.5 cm，镜下于纤维间质查见大片淋巴细胞、浆细胞聚集，局部伴淋巴滤泡形成。并给予肝脏活检病理送院外会诊（图 24-7）镜下描述（主要病变）：可见 14 个汇管区，肝小叶结构基本保存；大多数汇管区轻度扩大，较多淋巴细胞、浆细胞浸润，纤维组织轻度增生伴少许星芒状纤维，少部分小叶间胆管可见胆管炎及胆管闭塞，部分汇管区轻度小胆管反应；部分肝细胞水肿，少数肝细胞内可见淤胆性色素颗粒，偶见点状坏死，未见 Mallory 小体；局灶轻度界面炎；门静脉、肝窦无扩张，库普弗细胞无增生；中央静脉内膜无明显水肿及炎症细胞浸润；免疫组化：MUM-1 浆细胞（＋）；IgG4 浆细胞（＋），浆细胞最多的汇管区 IgG4 阳性浆细胞数约 12 个 / 高倍镜（HPF）；CD68 显示肝窦库普弗细胞无增生；CK 胆管上皮（＋）；特殊染色：masson 示汇管区及窦周纤维组织轻度增生；网染示肝细胞网状支架保存；DPAS（－）；铁染显示少量肝细胞微量铁沉积；铜染（－）；诊断意见：考虑 IgG4 相关性硬化性胆管炎，请结合临床和自身抗体检测。患者出现尿量明显增多→尿崩症？抑或 IgG4 相关免疫性垂体炎→行垂体 MRI 平扫加增强（图 24-8）示：垂体内信号欠均匀，枕骨斜坡信号不均。

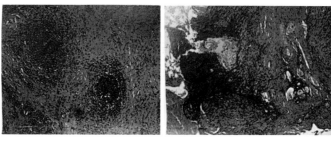

图 24-6　右眼上睑病理

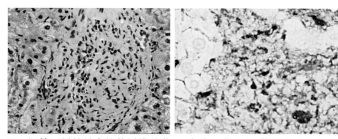

HE: 汇管区局灶见席纹状纤维及淋　　免疫组化 IgG4 浆细胞（＋）
　　巴细胞、浆细胞浸润

图 24-7　肝脏活检病理

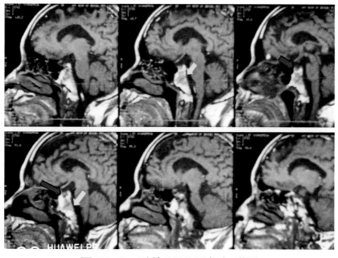

图 24-8　垂体 MRI 平扫加增强

该患者病史有以下几个主要特点：①多个器官弥漫性/局限性肿大或肿块；②血清 IgG4 ≥ 135 mg/dl；③病变部位病理组织学检查显示：a. 大量淋巴细胞、浆细胞浸润和纤维化；b.IgG4+ 浆细胞浸润，IgG4+ 浆细胞 > 10 个/HPF。查阅文献，该患者 IgG4-RD 的诊断基本明确。

【最终诊断】IgG4-RD。

（1）IgG4- 相关眼病、IgG4- 相关泪腺和唾液腺病（Mikulicz's disease，米库里兹病）。

（2）IgG4- 相关硬化性胆管炎（IgG4-related sclerosing cholangitis，IgG4-SC）。

（3）IgG4- 相关间质性肺炎。

（4）自身免疫性胰腺炎（autoimmune pancreatitis，AIP）——继发Ⅱ型糖尿病？

（5）IgG4- 相关免疫性垂体炎（尿崩症）？

【治疗】口服多烯磷脂酰胆碱保护肝细胞膜等，2018 年 11 月 5 日开始激素治疗：泼尼松 30 mg/d，治疗 10 天、半个月后患者眼睑肿胀明显减轻（图 24-9），复查血常规见白细胞、红细胞逐渐恢复正常，EO% 逐渐下降接近正常，肝功能好转，GLO 明显下降，IgG 较前好转，出院后门诊长期随访。

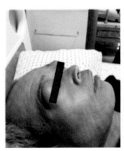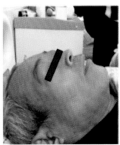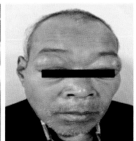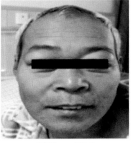

| 用药前 | 用药 10 天后 | 用药前 | 用药 16 天后 |

图 24-9　患者激素治疗前后比较

三、诊疗体会

IgG4- 相关疾病（IgG4 related diseases，IgG4-RD）是指一种病因不明的

慢性、进行性炎症伴纤维化的疾病，可累及多个脏器。既往该病累及不同组织或器官时有不同名称，后来发现这些疾病具有相似的免疫病理改变，病变部位有大量淋巴细胞和浆细胞浸润，病变部位出现硬化或纤维化，以及阻塞性静脉炎，受累组织或器官中有 IgG4 阳性浆细胞浸润。该病好发于中老年男性，血清 IgG4 水平常升高，由于易形成肿块性病变，常被误诊为恶性肿瘤。

IgG4-RD 常见的发病部位及相关的疾病：胰腺（自身免疫性胰腺炎、IgG4- 相关硬化性胰腺炎）；胆管系统（慢性硬化性胆管炎、硬化性胆囊炎）；腮腺和泪腺（Mikulicz 病）；颌下腺（Kuttner 瘤）；眼眶（炎性假瘤）；肝脏（炎性假瘤）；乳腺（炎性假瘤）；腹膜后（腹膜后纤维化）；肺脏和胸膜（炎性假瘤和间质性肺炎）；泌尿系统（小管间质性肾炎、IgG4- 相关慢性硬化性肾盂肾炎、输尿管炎性假瘤）；淋巴结（IgG4- 相关淋巴结病，纵隔、腹腔和腋窝常见）；中枢神经系统（IgG4- 相关漏斗部垂体炎、IgG4- 相关硬化性硬脊膜炎）；甲状腺（IgG4- 相关甲状腺炎）；皮肤（假性淋巴瘤）。

IgG4 相关性各系统或器官疾病的诊断主要遵从病变部位的组织学（histology and immunostaining）、影像学（imaging）、血清学（serology）（IgG4）、受累脏器损伤（other organ involvement）和对激素的治疗反应（Response to steroid therapy）等五个方面标准，简称 HISORt 标准。有学者提出 IgG4-SC 的诊断标准为：①胆道造影显示肝内 / 肝外胆管广泛或局灶性狭窄伴胆管壁增厚（I）。②血清 IgG4 水平升高（> 135 mg/dl）（S）。③合并自身免疫性胰腺炎、IgG4- 泪腺炎 / 唾液腺炎或 IgG4- 腹膜后纤维化（O）。④组织学检查显示（H）：a. 显著淋巴和浆细胞浸润和纤维化；b.IgG4 阳性浆细胞浸润（> 10 个 /HPF）；c. 席纹状纤维化；d. 闭塞性静脉炎；可选项：糖皮质激素治疗有效（Rt）。符合①+③条或①+②+④a、b 条或④a、b、c 或④a、b、d 条为确定诊断；符合①+②+可选项为可能诊断；符合①+②条为可疑诊断，同时需严格影像和组织学检查排除其他疾病。

查阅文献，IgG4-RD 的综合诊断标准。① 1 个或多个器官弥漫性 / 局限性肿大或肿块。②血清 IgG4 ≥ 135 mg/dl。③病理组织学检查显示：a. 大量淋巴细胞、浆细胞浸润和纤维化；b.IgG4+ 浆细胞浸润，IgG4+/IgG+ 浆细胞>

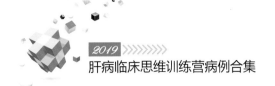

40%，且 IgG4+ 浆细胞＞ 10 个 /HPF。

符合①＋②＋③条者为确诊，符合第①＋③条者为拟诊，符合第①＋②条者为疑诊。

需要注意的是，组织中存在显著 IgG4+ 浆细胞浸润并非 IgG4-RD 所特有，也可见于其他一些疾病，因此仅有组织活检病理诊断可能不够，诊断 IgG4-RD 尚需排除受累脏器的肿瘤及其他类似疾病，如干燥综合征、硬化性胆管炎、Castleman 病（Castleman's disease，CD）、继发性腹膜后纤维化、肉芽肿性多血管炎、结节病、嗜酸性肉芽肿性血管炎等。

IgG4-RD 的治疗强调个体化治疗原则，主要治疗药物是泼尼松，30 ～ 40 mg/d 或 0.6 mg/（kg·d），维持 4 周后，每周减量 5 mg，初次疗程维持 3 ～ 6 个月，良好的临床、影像与生化反应，停药定期随访，部分患者疗程 2 ～ 3 年。对影像、临床、生化复发者，初始激素（2 ～ 3 个月）和硫唑嘌呤 2 ～ 2.5 mg/kg 至少维持 3 年，硫唑嘌呤不耐受者试用利妥昔单抗、吗替麦考酚酯等，必要时外科手术干预。

通过对该例患者的诊治及文献学习，我们认识到 IgG4-RD 为跨多学科的一类疾病，全身脏器均可受累，临床表现多种多样，应积极进行活组织检查，结合 HISORt 诊断标准和 IgG4-RD 综合诊断标准进行诊断和鉴别，很多患者的病变貌似肿瘤而非肿瘤，故需与肿瘤相鉴别，个体化治疗很重要，同时需注意疾病的复发，有些患者发生恶性肿瘤风险高，要引起临床医生的重视。

黄疸查因

中山大学附属第三医院　陈淑如　李新华

一、病例基本信息

患者，男，16 岁，主因"尿黄、身目黄染 6 年"于 2017 年 6 月 7 日入院。

【现病史】患者于 6 年前劳累和紧张后出现尿黄、身目黄染，伴轻度乏力，休息后症状可减轻，2014 年至 2015 年转诊多家医院。血常规：血红蛋白（Hb）119 ～ 133 g/L，网织红细胞比例（Ret%）2.2% ～ 3.18%；生化：总胆红素（TBIL）50 ～ 124 μmol/L，间接胆红素（IBIL）35 ～ 108 μmol/L，谷丙转氨酶（ALT）、谷草转氨酶（AST）、谷氨酰转肽酶（GGT）正常；嗜肝病毒标志物、自身免疫性抗体、氨基酸和肉碱质谱、地贫基因、葡萄糖 -6- 磷酸脱氢酶（G6PD）活性、直接和间接抗人球蛋白试验（Coombs 试验）、阵发性睡眠性血红蛋白尿（PNH）相关检查未见明显异常；腹部 MRI 示脾稍增大，诊断未明确。5 年前曾服用熊去氧胆酸和中成药治疗 1 个月，尿黄、身目黄染无减轻，未再给予药物治疗，症状持续，劳累后加重。起病以来，无反复寒战、高热，无腰痛，无腹痛、排白陶土样大便，无皮肤瘙痒，精神、胃纳、睡眠可，小便颜色加深，如红茶色，大便正常，近 3 个月体重无明显变化。

【既往史、个人史、家族史】足月顺产儿，第二胎，无新生儿黄疸，生长发育与同龄人无显著差异。无高血压、糖尿病、冠心病慢性病史，无病毒性肝炎病史及其密切接触史，无结核病史及其密切接触史，无手术、外伤、血制品输注史，未发现食物和药物过敏。按计划免疫接种疫苗。久居原籍，无毒物、粉尘及放射性物质接触史，无血吸虫疫水接触史，无吸烟、饮酒史。父亲、爷爷、一堂叔有黄疸病史，具体病因均不详。爷爷80多岁去世，其家系图见图25-1。

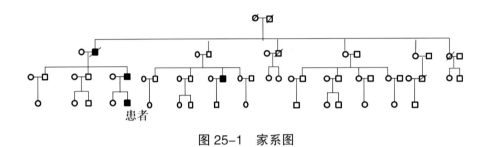

图 25-1　家系图

【入院查体】身高161 cm，体重60 kg，身体质量指数（BMI）23，生命体征平稳。无肝掌、蜘蛛痣，胸前毛细血管无扩张。皮肤、巩膜轻度黄染，睑结膜无苍白，皮肤无溃疡，浅表淋巴结未触及肿大。双肺未闻及啰音，心率78次/分，心律不齐，可闻及3次/分期前收缩，各瓣膜区未闻及杂音和额外心音。腹部平软，无静脉曲张、显露，肝脾肋下未触及，肝肾区无叩击痛，移动性浊音阴性。双下肢无水肿。肢体无震颤，神经系统检查未见异常。

【辅助检查】

生化和常规项检查结果，见表25-1。

表 25-1　生化和常规检查结果

日期	AST（U/L）	ALT（U/L）	GGT（U/L）	ALP（U/L）	TBIL（μmol/L）	IBIL（μmol/L）	ALB（g/L）	Hb（g/L）	Ret（%）
2014年8月	37	41	12	454	50	35	40.4	126	—
2014年8月	34	37	13	553	51.3	30.8	46.5	133	—
2015年3月	24	22	—	—	88.4	63.1	41.8	—	—
2015年11月	23	18	—	—	124.3	107.8	41.9	119	3.18

注：AST参考值13～35 U/L；ALT参考值3～35 U/L；GGT参考值7～45 U/L；碱性磷酸酶（ALP）参考值35～135 U/L；白蛋白（ALB）参考值36～51 g/L。

2014 年 4 月，某县人民医院腹部彩超：肝、胆、胰未见异常，脾厚度 38 mm，脾长径 82 mm。

2014 年 8 月，某大学医学院乙肝两对半：HBsAb 阳性，余均为阴性；铜蓝蛋白、抗核抗体、免疫球蛋白均未见异常；氨基酸和肉碱质谱未见明显异常。

2015 年 3 月，某县人民医院上腹部 CT 未见明显异常；MRCP 示胆囊体积稍大，胆汁淤积，脾稍大。

2015 年 11 月，某省人民医院溶血相关检查：Coombs 试验阴性；尿含铁血黄素试验阴性；G6PD 活性正常；红细胞、粒细胞 CD55、CD59 缺失比例正常；酸溶血 / 蔗糖溶血试验阴性；血红蛋白电泳正常；地贫基因检查均未见致病突变。

二、临床讨论

第一次临床讨论：结合患者的病史和实验室检查初步诊断考虑什么？下一步需要完善哪些检查协助诊断？

【病例特点】青少年发病，慢性病程，黄疸家族史，尿黄、身目黄染 6 年，劳累和紧张为加重因素，黄疸以间接胆红素升高为主，伴网织红细胞比例升高，脾稍增大。以黄疸（高间接胆红素血症）为鉴别诊断的切入点，重点鉴别溶血性黄疸和 *UGT1A1* 基因缺陷病，思路如图 25-2。

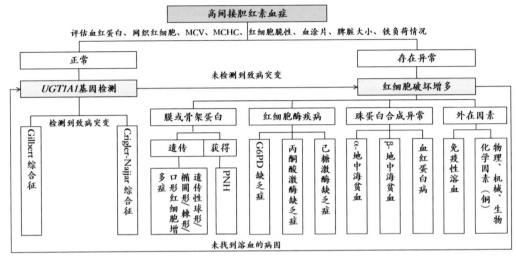

图 25-2　高间接胆红素血症鉴别诊断思路

【入院诊断】黄疸查因：溶血性黄疸？先天性非溶血性黄疸（*UGT1 A1* 基因缺陷病）？

1. 溶血性黄疸

患者在外院完善溶血病因的相关筛查，血清蛋白电泳和地贫基因筛查未见异常，血红蛋白病所致的溶血无明确依据；G6 PD 活性正常，病程中劳累为加重因素，服用蚕豆等食物无加重表现，不支持 G6 PD 缺乏症；病情无晨重昼轻的特点，阵发性睡眠性血红蛋白尿（PNH）相关检查未见异常，红细胞、白细胞 CD55 和 CD59 缺失比例正常，基本可排除 PNH。在溶血性黄疸方面还需要进一步排除：①遗传性球形红细胞增多症：青少年发病，慢性病程，有家族史，黄疸以间接胆红素升高为主，伴网织红细胞比例升高，MRI 提示脾稍增大，需鉴别遗传性球形红细胞增多症。但患者外院血常规检查平均红细胞血红蛋白浓度（MCHC）在正常范围，需进一步完善红细胞脆性试验、血涂片、骨髓涂片、基因等检查。②化学因素：铜代谢紊乱，如肝豆状核变性可以出现 Coombs 阴性溶血，但患者外院铜蓝蛋白检查正常范围内，且肝豆状核变性发生 Coombs 阴性溶血往往伴随严重肝功能损伤，诊断依据暂不足，可复查铜代谢指标，完善角膜 K-F 环、*ATP7 B* 基因检查等协助诊断。

2.先天性非溶血性黄疸（*UGT1A1* 基因缺陷病）

青少年发病的高间接胆红素血症患者，劳累后加重，无伴随其他肝脏炎症、合成储备等功能损伤表现，需鉴别 *UGT1A1* 基因缺陷病，临床包括 Gilbert 综合征和 Crigler‑Najjar 综合征 Ⅰ 型、Ⅱ 型，但不能解释间断出现的轻度贫血和网织红细胞比例升高，可完善 *UGT1A1* 基因检查协助诊断。

【辅助检查】

1.借阅外院黄疸基因 panel（二代测序）检查结果

（1）遗传相关红细胞膜蛋白、骨架蛋白、酶缺陷疾病：*SLC4A1*、*ANK1*、*SPTA1*、*SPTB*、*EPB42*、*PK*、*HK1* 等基因无致病突变。

（2）先天性非溶血性黄疸相关检查：*UGT1A1*、*MRP2*、*SLCO1B1*、*SLCO1B3* 等基因无致病突变。

2.入院后完善检查如下

（1）血常规：Hgb 141 g/L，Ret% 2.2%↑（参考值 0.5%～1.5%），血浆游离血红蛋白 707.5 mg/L↑（参考值 0～40 mg/L），红细胞脆性试验 45%。

（2）生化：ALT 22 U/L，AST 19 U/L，GGT 33 U/L，ALP 223 U/L↑，TBIL 97 μmol/L↑，IBIL 78.7 μmol/L↑，ALB 50.4 g/L，空腹血糖、肾功能、乳酸脱氢酶未见异常；甘油三酯 2.8 mmol/L↑（参考值 0.34～1.92 mmol/L）。

（3）铜蓝蛋白 0.103 g/L↓（参考值 0.2～0.55 g/L），血清铜 11.1 μmol/L，24 小时尿铜 13.5 μg，双眼 K‑F 环（-）。

父亲 TBIL 34.7 μmol/L↑，IBIL 25.5 μmol/L↑铜蓝蛋白 0.191 g/L↓。

母亲 TBIL 21.3 μmol/L，IBIL 13.4 μmol/L，铜蓝蛋白 0.157 g/L↓。

（4）转铁蛋白饱和度 49%，血清铁蛋白 203.11 ng/ml。

（5）病毒学：乙肝病毒表面抗原（HBsAg）、丙肝病毒抗体（抗‑HCV）、甲肝病毒抗体（抗‑HAV IgM）、戊肝病毒抗体（抗‑HEV IgM）、EB 病毒 DNA、巨细胞病毒 DNA 均阴性。免疫：IgG、IgG4、IgM、IgA 正常；自身免疫性肝炎抗体（ANA、AMA、AMA‑M2、GP210、SP100、抗 LKM‑1 抗体、抗 SMA 抗体、抗 SLA 等）均为阴性。

（6）心电图：频发房性期前收缩伴二联律；胸片示心肺未见异常。

（7）彩超：肝脏实质回声均匀，肝脏无明显增大或缩小，未见明显占位病变；门静脉管径 8 mm，门静脉和肝静脉血流通畅；脾厚度 40 mm，脾长径 110 mm，脾门静脉内径 6 mm，脾大临界；胆囊未见明显异常，肝内外胆管未见扩张；胰腺、泌尿系彩超未见明显异常。

（8）骨髓细胞学检查：骨髓红系增生明显活跃；红系；细胞增多，比例占 42.5%；中幼红细胞比例增高（图 25-3）；成熟红细胞轻度大小不等。

（9）肝穿刺病理：肝小叶结构保存，肝细胞轻度水样变性，偶见点状坏死；门管区未见明显扩大，炎症表现轻微，极少量淋巴细胞浸润；小胆管未见结构破坏、减少或增生；纤维组织未见明显增生；铜染色（－）；慢性炎症肝损伤（G0–1 S0）（图 25-4）。

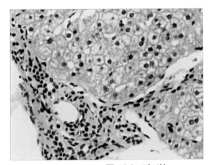

图 25-3　骨髓细胞学

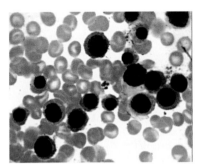

图 25-4　肝穿刺组织病理

第二次临床讨论：患者最可能的诊断？还应完善哪些检查？

结合患者病史和入院后检查结果，溶血和铜代谢紊乱依据相对充分。

溶血支持点：黄疸以间接胆红素升高为主，伴网织红细胞比例升高，血浆游离血红蛋白升高，脾增大；骨髓红系增生明显活跃，中幼红细胞比例增高，成熟红细胞轻度大小不等。病因方面通过检查排除遗传性红细胞膜和骨架蛋白、珠蛋白病、酶缺陷和免疫性溶血等病因。

铜代谢紊乱支持点：铜蓝蛋白下降(复查 2 次)，计算游离铜 38 μg/dl 升高。

一元论考虑铜代谢紊乱导致溶血性黄疸可能，进一步需要鉴别铜代谢紊乱的病因。

（1）肝豆状核变性（WD）：为最常见的遗传性铜代谢紊乱疾病，支持点有家族史，铜蓝蛋白下降，但 24 小时尿铜正常，双眼 K-F 环阴性，肝组织病理未见糖原化核、脂肪变等病变特点。进一步完善 *ATP7B* 基因检测未见明确致病突变，基本排除肝豆状核变性。

（2）遗传性铜蓝蛋白缺乏症：患者铜蓝蛋白下降，但遗传性铜蓝蛋白缺乏症主要导致铁代谢紊乱，Fe^{2+} 在肝、胰腺、脑等器官内沉积，临床表现为血色病、胰岛素依赖型糖尿病和基底核进行性变性、视网膜变性、皮质下痴呆等神经系统退行性变性症状和体征，但患者无铁超载表现和实验室检查依据，不支持。

（3）MEDNIK 综合征：*AP1S1* 基因缺陷所致的常染色体隐性遗传性疾病，参与铜跨膜蛋白的细胞内运输，影响 ATP7A/B 蛋白亚细胞定位，因此可出现低铜蓝蛋白、尿铜升高等铜代谢紊乱，但 MEDNIK 综合征为全身性疾病，常见临床表现包括智力发育迟缓、肠病、耳聋、周围神经病变、鱼鳞病和皮肤角化，患者不存在相应的临床表现，可排除。

（4）先天性糖基化异常（或先天性糖蛋白糖基化缺陷，先天性糖基化障碍，简称 CDG）：由于 ATP7B 蛋白为糖蛋白，其正常功能的维持需要糖基化，糖基化异常导致 ATP7B 蛋白亚细胞定位障碍，导致铜转运至高尔基复合体及分泌囊泡下降，进而导致铜蓝蛋白下降及肝细胞铜贮积。

进一步完善 CDG 相关基因检查，发现 *COG4* 基因（转录本编号 NM_015386）复合杂合突变，c.2240 C > A 为错义突变，第 747 号氨基酸由苏氨酸变异为天冬酰胺，母源；c.370-3 C > T，为氨基酸剪接突变位点，父源。基因突变为复合杂合突变类型，符合常染色体隐性遗传规律。结果如图 25-5 和图 25-6 所示。

【临床诊断】先天性糖基化异常 COG4-CDG，（并铜代谢紊乱、溶血性黄疸）

【治疗】口服葡萄糖酸锌（锌剂 50 mg，每日 3 次）治疗，服药 2 个月后复查血清游离铜下降至 18 μg/dl，TBIL 下降至 2 倍以下，出院后门诊长期随访。

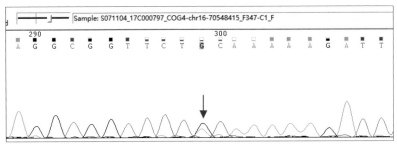

图 25-5　c.2240 C>A，杂合突变，母源

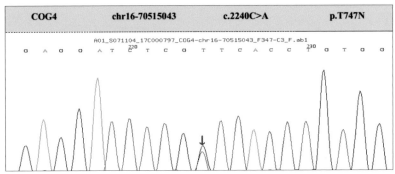

图 25-6　c.370-3 C > T，杂合突变，父源

三、诊疗体会

黄疸为临床常见症状，以单纯性高间接胆红素血症为临床特点的需鉴别溶血性黄疸和 *UGT1 A1* 基因缺陷病。

（1）该例患者血红蛋白下降不显著，但网织红细胞比例和游离血红蛋白明显升高，骨髓细胞学检查红细胞增生活跃，脾脏增大，支持溶血状态。临床提示：由于骨髓的代偿能力，临床上部分溶血患者表现为不伴贫血的溶血，此时不能因血红蛋白正常排除溶血，应注意网织红细胞计数、红细胞体积宽度分布、平均红细胞血红蛋白浓度、游离血红蛋白、结合珠蛋白等指标，协助判断。

（2）该例患者外院 *UGT1 A1* 基因检测报告未见致病突变，但漏检启动子区域，而启动子区域如 *UGT1 A1**28、苯巴比妥反应增强子模块（PBREM）-3279 位点突变均可以使尿苷二磷酸葡萄糖醛酸转移酶活性下降。

临床提示：*UGT1 A1* 基因测序范围应包含启动子区域，不含启动子区域的测序结果不能作为排除依据。进一步设计引物，对 *UGT1 A1* 基因启动子区域进行测序，未见致病突变。

（3）该例患者在溶血病因方面完善各项检查，排除常见病因后聚焦于铜代谢紊乱，血清游离铜升高可以导致 Coombs 阴性溶血，在肝豆状核变性中已被广泛认知，但体内铜代谢的稳定不仅与食物摄入、胃肠道吸收、血液中的转运、肝胆道排泄及体内的分布有关，也涉及细胞内铜摄取、分配、储存及外排等一系列环节，以上各个环节的主要功能蛋白及其修饰和伴侣蛋白的功能障碍都将引起机体铜代谢异常，导致铜缺乏或铜过载性疾病的发生。鉴别思路如图 25-7 所示。

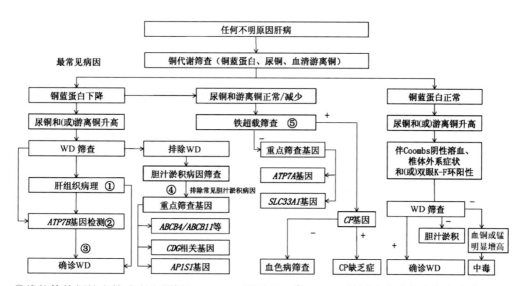

①线粒体特征性电镜改变和肝铜 ≥ 209 μg/g 肝干重；② *ATP7 B* 基因纯合或复合杂合致病突变；③诊断线路图参考 European Association for Study of Liver.EASL Clinical Practice Guidelines：Wilson's disease. J Hepatol 2012，56（3）：671-685；④胆汁淤积性肝病病因鉴别参考《胆汁淤积性肝病诊断治疗专家共识 2015 年更新》；⑤铁超载筛查包括血清铁蛋白、转铁蛋白饱和度。

图 25-7 铜代谢异常诊断思路

其中以肝脏为主要表现且影响铜代谢的先天性糖基化异常疾病主要有 CCDC115-CDG、TMEM199-CDG、ATP6 AP1-CDG，由于这几类糖基化异常

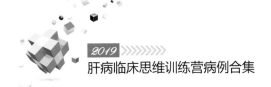

导致铜代谢异常的机制与 WD 的致病机制非常相似，临床表现难以区别，临床提示：推荐对低铜蓝蛋白伴碱性磷酸酶升高的不明原因肝病患者，尤其 *ATP7 B* 基因未检测到致病突变的患者，CDG 相关疾病应着重筛查。先天性糖基化异常是近年来快速增长的一组遗传代谢性疾病，除上述类型外，其他类型对铜代谢的影响和其致病机制需要进一步深入研究。

进行性肝脾大伴黄疸

江苏省人民医院 王 茜 李 军

一、病例基本信息

患者，男性，30岁，因"腹胀、尿黄1个月"于2018年10月30日入院。

【现病史】患者于1个月前因咳嗽白天服用川贝枇杷露、阿莫西林，晚上饮酒，10天后自觉尿黄、食欲减退、腹胀、双下肢水肿，至当地医院就诊。10月11日查血常规：WBC 3.27×10^9/L，Hb 128 g/L，PLt 47×10^9/L。肝肾功能示 ALT 76 U/L，AST 93 U/L，ALP 192 U/L，GGT 215 U/L，TBIL 131.5 μmol/L，DBIL 84.8 μmol/L，ALB 27.6 g/L；凝血功能示 PT 16.3秒，APTT 40.2秒，FIb 1.33 g/L。肿瘤标志物示 CA125 74.6 IU/mL，CEA 5.36 ng/ml；病毒性肝炎指标均阴性，胸部CT（图26-1）示两肺多发斑片状及结节状模糊影，考虑炎症（间质性？）。脊柱侧弯，左侧胸廓凹陷。两侧胸膜局部增厚。上腹部增强CT（图26-2）示肝内弥漫性结节，考虑肝硬化结节，肝Ca待排；肝硬化、脾大、腹水；胆囊炎。治疗上予以乙酰半胱氨酸保肝、退黄，维生素 K_1 改善凝血、护胃等治疗。10月27日，患者无明显诱因出现发热，体温38.2℃，予以头孢他啶抗感染，10月28日复查凝血功能：PT 20.8秒；血常规示 WBC 3.21×10^9/L，Hb 111 g/L，PLt 45×10^9/L；生化示 ALT 77.2 U/L，AST 77.3 U/L，ALP 117.2 U/L，GGT 83.4 U/L，TBIL 273 μmol/L，DBIL 156.4 μmol/L，ALB 36.4 g/L，总胆汁酸 147.4 μmol/L，腹部B超示腹腔少量积液。患者黄疸、凝血障碍较前加重，拟"慢加亚急性肝衰竭、肝硬化失代偿期"收住入院。病程中，患者偶有咳嗽，咳少许白痰，无腹痛、腹泻，无关节肿痛，双眼有干涩，曾至眼科医院就诊，考虑干眼症，予以滴眼液治疗后好转，患者食纳欠佳，睡眠可，大便每天 2 次，小便深黄色，量正常，近期体重下降 2.5 kg。

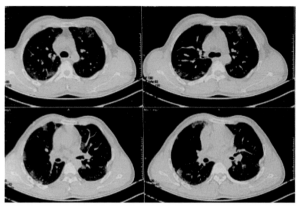

图 26-1　胸部 CT 平扫（当地医院，2018 年 10 月 11 日）

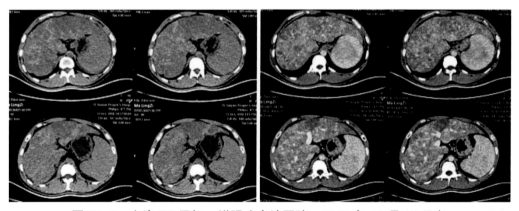

图 26-2　上腹 CT 平扫 + 增强（当地医院，2018 年 10 月 12 日）

【既往史、个人史、家族史】患者 1 年前因腹泻就医发现"早期肝硬化"，服用过少量护肝片。否认"高血压、糖尿病、冠心病"等慢性病病史，否认"肝炎、结核"等传染病病史。否认重大外伤及手术史，否认输血史，否认药物及食物过敏史。否认疫水疫区接触史，否认工业毒物及放射性物质接触史。饮酒 10 余年，每日白酒 6 两，吸烟 10 余年，每日 6 支。否认家族性遗传性疾病。

【入院查体】体温 37.0 ℃，脉搏 80 次 / 分，呼吸 18 次 / 分，血压 105/50 mmHg；神志清，精神可，全身皮肤黏膜、巩膜明显黄染，无瘀斑瘀点；颈、胸部可见 6 个蜘蛛痣，未见肝掌；全身浅表淋巴结未触及肿大；心肺检查未见明显异常；腹膨隆，腹软，全腹无压痛、反跳痛，肝肋下一横指，脾肋下四横指，肝脾质地稍韧，边缘光滑、无明显触痛；双下肢无水肿。

【入院后完善检查】血常规：WBC 3.28×10^9/L ↓，N% 71.70 %，RBC 3.20×10^{12}/L ↓，Hb 119 g/L ↓，PLT 45×10^9/L ↓。尿常规 + 沉渣定量：尿胆红素 1+，尿酮体 +-，尿隐血 1+。粪便常规 + 隐血组套：正常。C 反应蛋白 34 mg/L ↑，血沉（ESR）62 mm/h ↑，降钙素原 0.32 ng/mL ↑。风湿三项组套：抗链球菌溶血素 O 215 IU/mL ↑。免疫五项组套（IgG+IgA+IgM+C3+C4）：免疫球蛋白 G 28.60 g/L ↑，免疫球蛋白 A 7.45 g/L ↑，补体 C3 0.47 g/L ↓。输血前八项：乙肝表面抗体 88.020 IU/L ↑，乙肝 e 抗体 阳性 0.511！COI，乙肝核心抗体 阳性 0.007！COI。凝血五项组合：PT 21.30 秒↑，APTT 47.00 秒↑，FIB 1.45 g/L ↓，TT 25.10 秒↑，INR 1.89，D- 二聚体 4.84 mg/L ↑。生化全套：ALT 78.5 U/L ↑，AST 95.0 U/L ↑，ALP 162.8 U/L ↑，GGT 81.9 U/L ↑，LDH 393 U/L ↑，α- 羟丁酸脱氢酶 297 U/L ↑，TBIL 302.8 μmol/L ↑，DBIL 179.8 μmol/L ↑；总胆固醇 2.50 mmol/L ↓，高密度脂蛋白胆固醇 0.38 mmol/L ↓，低密度脂蛋白胆固醇 2.14 mmol/L ↓，白蛋白 36.4 g/L ↓，白蛋白和球蛋白之比 1.0 ↓。血氨（干化学法）：29 μmol/L。甲状腺功能 3 项（FT_3+FT_4+TSH）、肿瘤标志物 6 项（AFP+CEA+CA199+CYFRA211+NSE+CA724）：神经元特异性烯醇化酶 21.43 ng/mL ↑。

二、临床讨论

第一次临床讨论：入院初步考虑？阐述依据及下一步处理。

【病例特点】青年男性，腹胀、食欲减退、全身黄染 1 个月余，既往有长期大量饮酒病史，一年前出现"早期肝硬化"表现，病前口服"阿莫西林"后大量饮酒；全身皮肤黏膜、巩膜明显黄染，肝肋下 1 横指，脾肋下 4 横指，肝脾质地稍韧，边缘光滑、无明显触痛；全血细胞减少，以 PLT 下降为著，

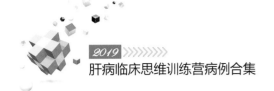

胆红素进行性升高，凝血功能持续恶化；胸部 CT 示两肺多发斑片状及结节状模糊影；上腹部 CT 示肝内弥漫性结节，肝硬化结节？肝 Ca？；保肝降酶退黄效果不佳，PT 逐渐延长，黄疸逐步加深，肝脾进行性肿大。

【入院诊断】①肝损原因待查：药物性肝损？自身免疫性肝病？肿瘤性疾病？②慢加亚急性肝衰竭。③酒精性肝硬化失代偿期 Child C 级。④肺部感染。

【入院后治疗】"比阿培南 0.3 g，每 8 小时 1 次"抗感染、"奥曲肽"降低门脉压力，保肝降酶退黄、化痰利尿、输注人血白蛋白、血浆、冷沉淀、红细胞悬液等对症支持治疗。

【进一步完善检查】免疫球蛋白 IgG4 0.429 g/L（正常）。异常凝血酶原 32 mAU/ml（正常）。铜蓝蛋白 0.26 g/L（正常）。血清转铁蛋白 0.76 g/L↓；铁蛋白 797.80 ng/mL↑。淋巴细胞亚群：总 T 细胞计数 316.00 个/μl↓，T 辅助/诱导细胞计数 170.00 个/μl↓，抑制性/细胞毒 T 细胞计数 127.00 个/μl↓，NK 细胞计数 36.00 个/μl↓，T 细胞中期活化百分比 22.71%↑。血气分析：pH 7.42，PCO_2 38 mmHg，PO_2 83 mmHg，Lac 2.2 mmol/L，SPO_2 96%，BE（B）0.2 mmol/L，氧和指数 395%。T-spot、EB 病毒、巨细胞病毒、甲肝抗体、戊肝抗体、抗核抗体、抗 ENA 抗体、抗中性粒细胞胞浆抗体、原发性胆汁性肝硬化及自身免疫性肝病抗体：均正常。G 试验、GM 试验阴性，痰涂片、痰真菌涂片、痰培养、痰真菌培养、血培养、骨髓培养均阴性。胸部 CT（图 26-3）（2018 年 10 月 31 日）：两肺感染；附见肝内弥漫性低密度灶，建议结合临床进一步上腹部 CT 平扫 + 增强检查。肝脏 MRI（普美显）平扫 + 增强（图 26-4）（2018 年 11 月 1 日）：肝弥漫性多发结节，考虑再生结节，部分为不典型增生结节可能，高分化 HCC 待排。肝硬化，脾大、门静脉高压。肝脏多发富血供病变，血管瘤可能。肝内小囊肿。胆囊炎。两肺下叶片絮稍长 T_2 信号，炎症？结合胸部 CT。请结合临床及实验室检查。

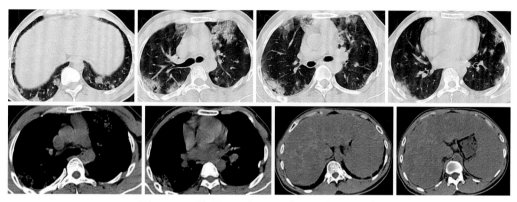

图 26-3　胸部 CT（2018 年 10 月 31 日）

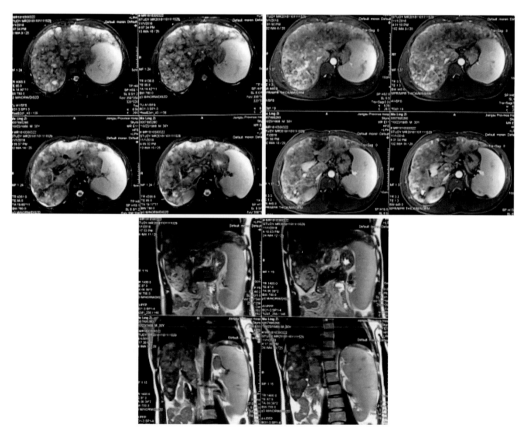

图 26-4　肝脏 MRI（普美显）平扫 + 增强（2018 年 11 月 1 日）

骨髓常规（图 26-5）（2018 年 11 月 2 日）：①粒系、红系、巨核系细胞增生减低，血小板散在少见；②建议复查骨髓及骨髓活检。阅片可见组织细胞，偶见吞噬组织细胞，易见浆细胞，可见非造血细胞岛。

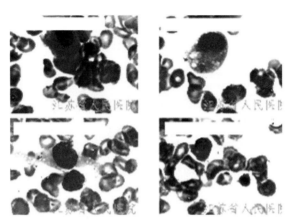

图 26-5 骨髓常规（2018 年 11 月 2 日）

【病情变化】患者经积极治疗，腹胀、食欲缺乏症状无改善，全血细胞减少，黄疸进行性升高，凝血功能持续恶化，诉胸闷，双侧颞部跳痛，低热，阵发性咳嗽，晨起明显，痰中带血。

查体肝脾进行性肿大，入院一周内肝触诊由肋下一横指增长至肋下四横指，脾由肋下四横指至脐下二横指，质地稍韧，边缘光滑、轻触痛，肝区叩痛阳性。

2018 年 11 月 6 日，患者咯鲜血，量约 2 ml，血气分析（吸氧 4 L/min）：pH 7.45，PCO_2 40 mmHg，PO_2 98 mmHg，Lac 2.1 mmol/L，SPO_2 98%，BE（B）3.5 mmol/L，氧和指数 264%。其余检查见表 26-1 ～表 26-3。

表 26-1 血常规变化

日期	血常规			
	WBC（×10⁹/L）	NE%	Hb（g/L）	PLT（×10⁹/L）
10.30	3.28	71.7%	119	45
11.2	2.1	70.4%	82	27
11.5	1.75	61.2%	69	33
11.7	2.27	81.1%	70	32

表26-2 生化变化

日期	生化检查								
	ALT (U/L)	AST (U/L)	ALP (U/L)	GGT (U/L)	LDH (U/L)	TBIL (μmol/L)	DBIL (μmol/L)	ALB (g/L)	总胆固醇 (mmol/L)
10.30	78.5	95	162.8	81.9	393	302.8	179.8	36.4	2.5
11.2	62.6	82.8	122	55.1	319	302.1	185.6	26.7	1.5
11.5	59.3	87.3	95	45.5	275	332.3	203.7	29.9	2.0
11.7	53.4	70.6	83.9	45.4	289	430.4	229	33.1	2.07

表26-3 凝血功能变化

日期	凝血		
	凝血酶原时间（s）	纤维蛋白原（g/L）	D-二聚体（mg/L）
10.30	21.3	1.45	4.84
11.2	22.4	0.9	3.4
11.5	26	1.02	3.12
11.7	26.9	1.31	4.43

患者头痛，持续痰中带血，凝血功能差，需警惕颅内出血可能，已给予比阿培南抗感染1周，需复查胸部CT，给予完善头+胸+上腹CT平扫（图26-6）。

【鉴别诊断】①患者肝脾进行性肿大，肝脏及肺部病灶明显增多，放射科会诊考虑肝肺多发病灶，血管丰富，免疫性血管炎等疾病不能排除，建议行肝穿刺检查；②请风湿免疫科会诊，考虑患者所有抗体均为阴性，自身免疫性疾病暂无依据但不能完全排除。患者凝血功能极差，肺部病灶不排除感染，建议在升级抗生素情况下可考虑予甲泼尼龙80 mg（每日1次）抗感染治疗并密切监测肝、肺病灶变化。

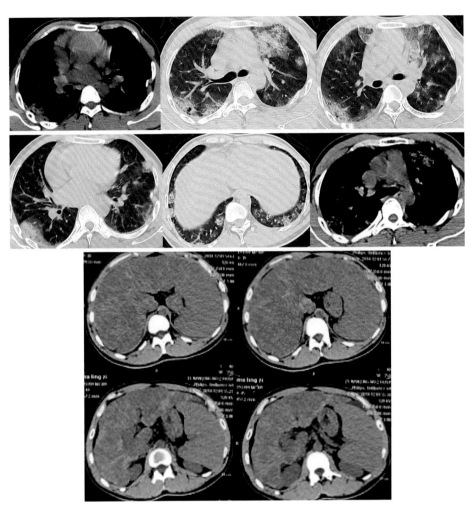

图 26-6　头颅＋胸部＋全腹 CT 平扫（2018 年 11 月 6 日）

【进一步检查】与患者及其家属充分沟通后，于 2018 年 11 月 7 日在 CT 引导下行肝脏穿刺活检术，病理（图 26-7，图 26-8）：（肝脏穿刺）条索状肝穿刺标本，镜下见肝组织多灶间质出血伴部分血管内皮活跃增生，另见少量梭形细胞。

【进一步诊疗】调整抗生素为"比阿培南＋利奈唑胺"抗感染，并给予"甲泼尼龙 80 mg（每日 1 次）＋丙种球蛋白 20 mg（每日 1 次）"，余保肝、降酶、退黄等对症支持治疗同前。

肝脾稍有回缩，肝肋下二指，脾平脐水平，质地与前相仿，但腹肌紧张，

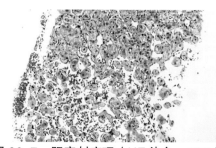 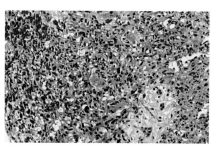

图 26-7　肝穿刺病理（HE 染色，100 倍）　图 26-8　肝穿刺病理（HE 染色，200 倍）

上腹及右下腹压痛、反跳痛，肝脾叩痛阳性，床边 B 超提示腹腔积液，考虑出血可能；11 月 9 日诊断性腹穿抽取腹腔不凝血 10 ml；胸腹水常规：红褐色、混浊，细胞计数 1900 个 /μl，单核 10.0%，多核 90.0%，李凡它试验：阴性；腹水生化：乳酸脱氢酶 201 U/L，腺苷脱氨酶 4.8 U/L，总蛋白质 29.4 g/L；给予止血，输注红细胞悬液、血浆、冷沉淀等。

　　患者仍腹胀明显，精神渐萎靡，计算力障碍，扑翼样震颤，舌两侧可见白斑；两肺散在少量湿啰音，右肺明显，腹软，右下腹可及压痛，未及反跳痛，肝肋下二指，脾平脐水平，中下腹叩诊鼓音。调整抗生素为亚胺培南西司他丁钠（泰能）+伏立康唑抗感染；激素减量为甲泼尼龙 60 mg（每日 1 次）；银耳通漱口，加强口腔护理。

　　第二次临床讨论：最可能考虑？进一步处理？

　　【进一步思考】①患者肝脾进行性肿大，升级抗生素同时加用激素后肝脾稍有回缩；②患者查所有自身免疫性抗体均为阴性，激素治疗后肝脾稍有回缩，但肝脏及肺部病灶仍持续增多且血管丰富；③肝穿病理显示，镜下见肝组织多灶间质出血伴部分血管内皮活跃增生，另见少量梭形细胞。

　　综合分析，患者仍需考虑免疫性血管炎或特殊类型肿瘤，但由于患者凝血功能差，有出血表现且口腔真菌感染，遂加强抗感染同时逐步减少激素用量，监测生命体征，加强支持对症，组织病理会诊，等待免疫组化……

　　【进一步复查】（2018 年 11 月 10 日）血常规 +CRP：CRP 21 mg/L ↑，WBC 2.52×10^9/L ↓，NE% 85.30% ↑，Hb 94 g/L ↓，PLT 26×10^9/L ↓。降钙素原 0.13 ng/ml ↑。B 型利钠肽前体 624.2 pg/ml ↑；生化：ALT 61.9 U/L ↑，

AST 65.4 U/L↑，TBIL422.3 μmol/L↑，DBIL 231.6 μmol/L↑，总胆固醇 2.13 mmol/L↓，低密度脂蛋白胆固醇 1.69 mmol/L↓，ALB 29.8 g/L↓。凝血：PT 32.2 秒↑，INR 2.89，APTT 49.10 秒↑，FIB 0.84 g/L↓，TT 22.2 秒↑，D- 二聚体 46.01 mg/L↑。

病理会诊读片：肝组织间质出血伴肝细胞内淤胆，局灶急慢性炎细胞浸润，部分血管内皮细胞增生活跃呈瘤样改变。

肝细胞显著水肿，肝细胞淤胆，增生明显，灶性肝细胞坏死，肝实质内中心静脉周围见多量出血、肝索萎缩，出血灶内网状血管内皮增生，汇管区纤维组织增生（F0、G3、S2）。目前恶性依据不充分。请结合临床及影像学排除肝内血管源性肿瘤、肝流出道梗阻、小静脉闭塞等可能。

肝脏穿刺标本石蜡切片免疫组化（图 26-9 至图 26-14）：肿瘤细胞 CD31（＋），CD34（＋），ERG（＋），Ki-67（25%+），CK7（－），SMA（灶＋）。结合 HE 切片，该病例符合血管肉瘤。

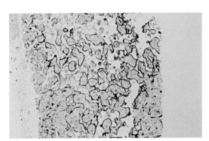

图 26-9　肝脏穿刺标本石蜡切片免疫组化（CD34，100 倍）

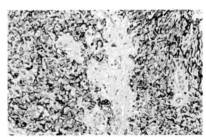

图 26-10　肝脏穿刺标本石蜡切片免疫组化（CD34，200 倍）

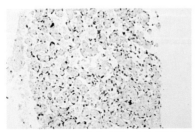

图 26-11　肝脏穿刺标本石蜡切片免疫组化（ERG，100 倍）

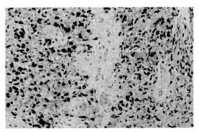

图 26-12　肝脏穿刺标本石蜡切片免疫组化（ERG，200 倍）

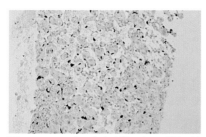

图 26-13　肝脏穿刺标本石蜡切片
免疫组化（Ki-67，100 倍）

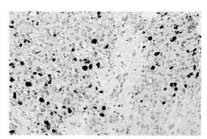

图 26-14　肝脏穿刺标本石蜡切片
免疫组化（Ki-67，200 倍）

【最终诊断】①肝血管肉瘤。②慢加亚急性肝衰竭：肝性脑病；腹腔感染。③肺部感染。④酒精性肝硬化失代偿期 Child C 级。

【转归与随访】患者于 2018 年 11 月 16 日自动出院；当地医院继续抗感染、保肝、降酶、退黄、利尿、输注血制品等治疗；11 月 19 日电话随访，家属（患者姐姐）诉患者精神很好，但血清胆红素＞ 700 μmol/L；11 月 28 日患者安详去世，姐姐对所有医护人员的诊疗表达感谢。

三、诊疗体会

原发性肝血管肉瘤（primary hepatic angiosarcoma，PHA）是一种较罕见的恶性间叶组织肿瘤，起源于肝窦血管内皮细胞，多发生于男性，男女比例为（3 ～ 3.5）∶1，发病高峰年龄为 60 ～ 70 岁，常伴有肝硬化，易发生肝外转移（肺、脾、骨髓、肾上腺、淋巴、小肠）。起病主要症状为腹部疼痛或不适，半数以上不明原因肝大，可迅速进展为肝衰竭，肿瘤破裂导致血腹引起急腹症的症状体征，少数患者可有脾大，伴或不伴全血细胞减少。实验室检查早期无特异性，病变进展可有肝功能损伤，肿瘤标志物常为阴性。常有肝外转移，多为血行播散，可转移至肺、胰、脾、肾或肾上腺、骨骼等，以肺转移最为常见。

肝血管肉瘤 CT 表现为均匀或不均匀低密度灶，可有出血、坏死、囊变及钙化，增强后动脉期病灶边缘或中心斑点、结节状强化，门静脉期及延迟期见强化区域扩大或呈现典型的"渐进性强化"，中央仍可见无强化的低密度区。

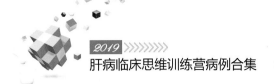

　　MRI 表现为肝内单发或多个结节状及块状病灶，T_1WI 呈稍低信号、T_2WI 呈高信号，信号均匀或不均匀，可伴出血、坏死；动脉期病灶内多发不规则强化，强化形态多样，可呈条索状、斑片状、结节状中心和（或）周边强化，周边亦可呈环形强化，强化程度多低于主动脉高于肝实质。

　　镜下病理特点：肿瘤组织呈有瘤细胞衬覆组成毛细血管腔样结构，瘤细胞围绕血管腔排列，排列欠规则呈团片状、巢状、"旋涡"状或大小不一的血窦样腔隙，腔内可见红细胞，瘤细胞以梭形为主，核大深染，病理性核分裂象易见。免疫组织化学染色对血管肉瘤的诊断有重要参考价值，CD31、CD34、Ⅷ因子和 Vimentin 等指标可有阳性表达。

　　治疗及预后：肝血管肉瘤生长迅速，恶性程度高，病程进展快，局限性结节不伴肝硬化者，早期发现可手术、化疗，生存期一般 1 ~ 3 年。未治疗患者，多在 6 ~ 12 月内因恶病质或肝功能衰竭、肿瘤破裂死亡。